현대 가정의학 시리즈 ②

온 가족이 다함께 건강한 한 평생을!!

두통 치료법

완벽한 사진해설

현대건강연구회 편

太乙出版社

머 리 말

'참을 수 있는 유일한 아픔은 타인의 아픔이다'

이것은 프랑스의 유명한 외과의사 루네 루릿슈의 말이다.

실제로 두통은 경험한 본인만이 알 수 있는 견디기 어려운 고통의 하나이다. 그러나 이 고통은 아무래도 특정한 소수의 사람만이 경험하는 것이 아니며, 두통이야말로 유아에서 노인에 이르기까지 남녀노소 구별없이 대부분의 사람이 한번은 경험하는 고통이다.

그 중에서도 특히 근수축성 두통이나 편두통 등의 소위 만성 두통이라 불리는 두통으로 5년, 10년, 때로는 일생에 걸쳐서 고통 받는 사람을 많이 발견할 수가 있다.

본서는 그러한 사람들 중에 한 사람이라도 많은 분들이 하루라도 빨리 두통에서 해방될 것을 바라면서 쓰여진 것이다.

그런데 두통을 치료하는데 가장 중요한 것은 하루하루의 생활을 어떻게 보내고 있는가 하는 것이다.

만성 두통은 일반적으로 스트레스가 화근이 되고 있는 경우가 많기 마련이다. 안절부절하거나 불끈하거나 또 긴장상태가 계속되면 스트레스가 쌓여가서 드디어 몸이 그 스트레스에 견딜 수 없게 된다. 그러한 때, 두통이 나타나서 인간에게 경고를 하는 것이다.

그러므로 두통을 해소하기 위해서는 그 원인이 되고 있는 스트레스를 경감해 줄 필요가 있는 것이다.

본서에선 그 방법을 다양한 각도에서 살펴보기로 하겠다. 마사지 요법

을 비롯해 지압 요법,뜸질 요법,온 · 냉습포 요법,약물 요법,심리 요법등이
그것이다. 게다가 대부분이 자택에서 편안히 지내면서 할 수 있도록 알기
쉽게 해설되어 있으므로 그럴 마음이 생기면 오늘부터라도 실행에 옮기
자.

또한 두통에는 뇌종양이나 뇌농양 혹은 지루막하출혈, 수막염 등 뇌의
병 원인이 되어 생기는 대단히 위험한 두통도 있다. 이를 방치해 두
면, 그것이야말로 생명을 빼앗기게 되지 않는다고는 할 수 없다.

이러한 두통에 관해서는 후반의 이론편에서 상세히 기술해 올바른
검사, 적절한 진단을 받기 위한 첫걸음으로 도움이 될 수 있도록 배려했
다.

동시에 자신의 두통이 어떠한 종류의 것이고, 무엇에 원인이 있는가를
판단하는 기준으로서 만성두통에서 눈이나 코의 병에 의한 두통에 이르
기까지 그 증상의 특징, 생각할 수 있는 원인 등을 설명하고 있다. 즉,
본서는 두통을 치료하기 위한 입문서일 뿐 아니라 두통을 잘 알기 위한
입문서의 역할까지도 다하고 있는 셈이다.

만원전철에서의 통근 지옥, 회사에서의 대인관계. 교통 정체시
차안에서의 초조함, 맞벌이에 의한 부부간의 갈등, 가사, 육아, 그리고
주변과의 교제……. 고도산업 사회 속에서 현대인의 마음은 이상하게
긴장하고 지친 나머지 상처입고 있다. 그 결과 현대에는 스트레스에서
오는 두통을 호소하는 사람이 늘고 있는 상황인 것이다.

그러한 의미에서 두통은 일종의 문명병이며, 현대병이라고도 할 수
있을 것이다.

그리고 그것이 현대병인 한 마음가짐, 매일의 생활방식이 그 해소법에
크게 관여하기 시작했다고 할 수 있는 것은 아닐까?

본서에 의해서 많은 분들이 하루라도 빨리 자신에게 맞는 두통의 치료
법을 발견해서 심신이 모두 건강한 하루하루를 보낼 수 있게 되길 바라마
지 않는다.   편자 씀

차례 ✳

* 차례

차례 *

✳ 차례

누구나 쉽게 이용할 수 있는
두통의 치료방법

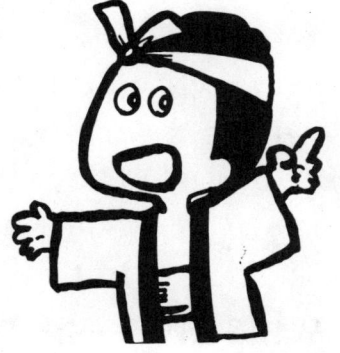

✻ 두통의 치료방법

위험한 두통인지 어떤지는 여기서 분간한다

현대인의 대부분이 한 번은 경험하고 있다고 일컬어지는 두통. 그 중에는 이미 몇 년이나 두통으로 고통받고 있는 사람도 많이 있을 것이다. 두통에는 방치해 두어도 자연히 가라앉는 것에서 생명에 관련되는 것까지 다양한 종류가 있다. 두통이라고 해서 필요 이상으로 고민할 필요는 없지만, 가정에서 고칠 수 있는 두통과 즉시 의사의 진찰을 받아야만 하는 위험한 두통을 구별하는 기준은 확실히 알아 두었으면 한다.

만성적인 두통

피로 등으로 근육이 긴장되어 생기는 근수축성 두통, 혈관성의 편두통 등이 만성 두통의 대표이다.

후두부가 압박당하듯이 느껴지거나, 눈이 가물가물하거나, 머리의 한쪽이 아프거나, 양쪽 모두 아픈 등 사람에 따라서 증상은 가지각색이며, 그 몇 가지의 예는 다음 페이지에 예로 들어 있다.

만성두통은 평소부터 스트레스를 쌓아두지 않도록 명심하고, 적당한 운동으로 긴장을 풀도록 하면 조금씩 고쳐갈 수가 있다. 그래도 통증이 너무 오래 계속된다 싶으면 한번 의사의 검사를 받는 편이 좋을 것이다.

구역질을 동반하는 두통은 요주의

위험한 두통은 특유의 증상을 동반한다. 그 하나가 구역질이다.

뇌종양이나 경막하혈증, 뇌출혈, 지루막하출혈, 수막염 등 뇌에 병이 있는 경우에도 두통을 일으킬 수가 있으며, 그 대부분이 구역질이나 구토를 동반하기 때문이다. 즉, 두통과 함께 구역질을 초래한 경우는 뇌의 병을 의심해 볼 필요가 있다는 것이다. 이들 병은 물론 의사의 진찰을 받지 않으면 안된다.

돌연 심한 두통에 휩싸였다면 요주의

지금까지 건강하게 일해왔는데, 돌연 두통이 생겨 참을 수 없을 정도로 아플 수가 있다. 이것은 지루막하출혈에 의한 특유의 증상으로, 본인의 자각을 운운하기 전에 옆에서 봐서 금방 알 수 있는 것이다 라는 것도 정신상태가 이상해졌나 하고 생각될 만큼 심한 착란상태에 빠지는 수가 많기 때문이다. 바로 병원에 가서 적절한 검사를 받아야 한다.

고열을 동반하는 경우도 요주의

뇌종양, 수막염 등의 경우에는 두통과 동시에 38°이상의 발열을 동반하는 수가 있다. 그저 감기가 걸렸을 때에도 고열을 발하긴 하지만, 별로 기침이 없고 등의 오한도 없는데도 불구하고 심한 두통과 고열이 엄습할 경우는 일단 뇌의 병을 의심해 볼 필요도 있는 것이다.

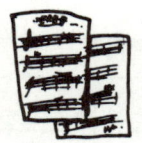

구역질이나 구토를 동반하거나, 이제까지 아무런 전조도 없이 격통에 시달린다면 요주의.

• 위험한 두통과 만성두통의 구분법 •

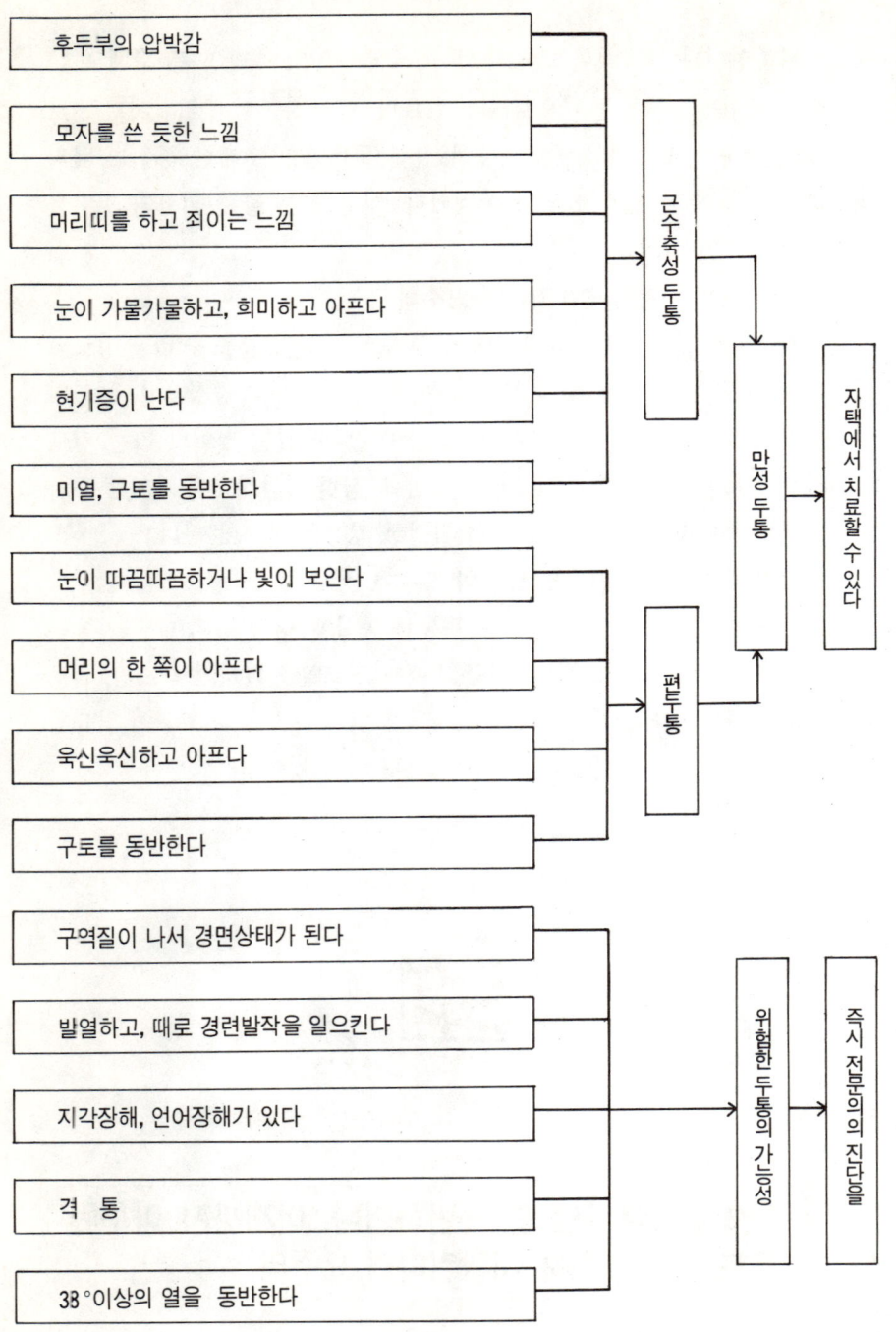

후두부의 압박감

모자를 쓴 듯한 느낌

머리띠를 하고 죄이는 느낌

눈이 가물가물하고, 희미하고 아프다

현기증이 난다

미열, 구토를 동반한다

근수축성 두통

눈이 따끔따끔하거나 빛이 보인다

머리의 한 쪽이 아프다

욱신욱신하고 아프다

구토를 동반한다

편두통

만성 두통

자태에서 치료할 수 있다

구역질이 나서 경면상태가 된다

발열하고, 때로 경련발작을 일으킨다

지각장해, 언어장해가 있다

격 통

38°이상의 열을 동반한다

위험한 두통의 가능성

즉시 전문의의 진단을

① 냉습포로 치료한다

아픈 곳을 냉습포한다

두통이 있으면 자주 똑바로 누워서 머리를 식히는 사람이 있다. 사실
이것은 두통이 일어났을 때의 응급처치로서 적합한 방법이다.

식히는 방법이 특히 효과를 발휘하는 것은 대개 다음과 같은 타입의
두통이다.

발열을 동반하는 두통

감기가 들었을 때에 볼 수 있는 두통도 여기에 포함된다.

식중독일 때 일어나는 두통

발열과 함께 복통이나 설사를 동반하는 것이 보통이다.

눈이나 귀의 통증, 치통에서 오는 통증

눈을 혹사에서 피로해졌을 때는 머리가 무겁게 느껴지는 법이다. 또한
귀의 통증이나 이의 통증이 있으면 두통으로 연결되는 수가 있다.

이상과 같은 두통인 경우는 두부를 식히는 일에 의해서 통증을 약화시
킬 수가 있다.

반대로 식혀서는 안되는 것을 예를 들면, 겨울에 길을 오래 걸었을
때 등에 고생하는 두통이다. 이것은 냉기로부터 오는 신경의 통증에서
일어나는 두통으로, 식히면 오히려 역효과가 나버린다.

두부를 식히는 법

① 우선 냉습포를 준비한다. 후두부를 식히려면 타올에 싼 얼음을,
이마를 식히려면 냉수에 적신 타올이 적당할 것이다. 타올은 냉수에 적신
후, 접을 때 얼음을 조금 끼워 두면 차가움이 지속된다.

② 다음에 똑바로 누워서 몸을 편안히 하고 후두부, 혹은 이마를 식힌다. 통증이 심할 때에는 두 군데를 동시에 식히면 좋을 것이다.

피로함에서 오는 두중(頭重)은 눈썹 위, 혹은 이마를 5~10분 차갑게 하면 편해진다. 또 귀의 통증이나 이의 통증이 있을 때는 뺨 위에서 아픈 곳을 5~10분간 차게 해준다. 감기나 식중독 등의 발열시는 이마 또는 후두부를 잠시 차게 해주면 통증이 없어진다.

두부를 차게 할 때에는 다리를 따뜻이 해준다

발열시 두부는 뜨겁게 화끈거리고 있어도 다리가 차가워오는 수가 많기 마련이다. 이러한 때에는 두부를 냉습포하면서 다리는 거꾸로 따뜻하게 해주는 배려가 필요해진다. 탕파(湯婆), 쓰고 버린 손난로 등을 이용해서 다리를 따뜻하게 해준다. 누운 채로 무릎을 굽히며, 특히 발바닥을 따뜻하게 하는 것도 좋은 방법이다.

옛날부터 흔히 '두한족열(頭寒足熱)'이라고 이야기되어 왔는데, 이것은 아무래도 머리를 상쾌하게 하기 위한 수단에만 그치지 않고, 두통을 약화시키는 유효한 조치까지도 의미하고 있었던 것이다.

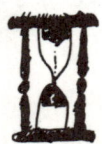

냉수에 적신 타올로 아픈 부분을 냉습포. 머리에 한기가 있고 다리에 열이 있으면 다리를 따뜻하게 해도 좋다.

• 아픈 장소를 식히는 법 •

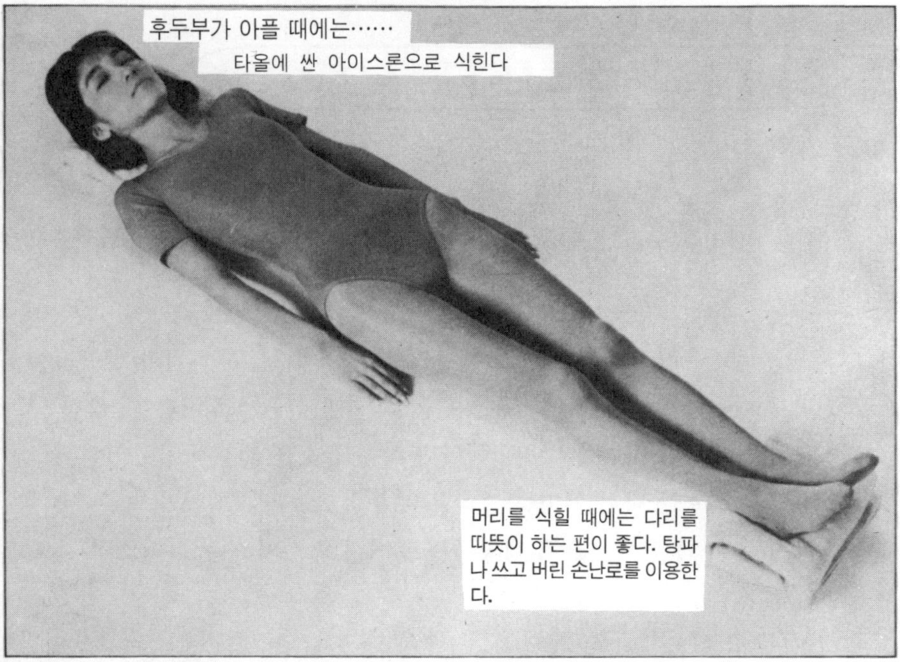

후두부가 아플 때에는……
타올에 싼 아이스론으로 식힌다

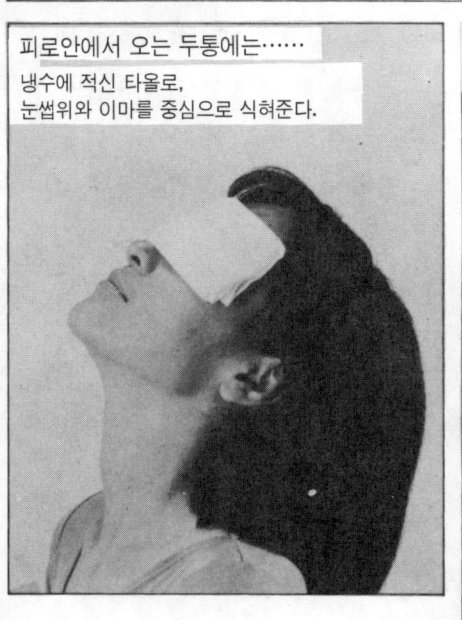

머리를 식힐 때에는 다리를
따뜻이 하는 편이 좋다. 탕파
나 쓰고 버린 손난로를 이용한
다.

피로안에서 오는 두통에는……
냉수에 적신 타올로,
눈썹위와 이마를 중심으로 식혀준다.

코가 아플 때에는……
코에도 통증이 있을 때는, 거즈 등으로
마찬가지로 5~10분간, 코를 식혀준다.

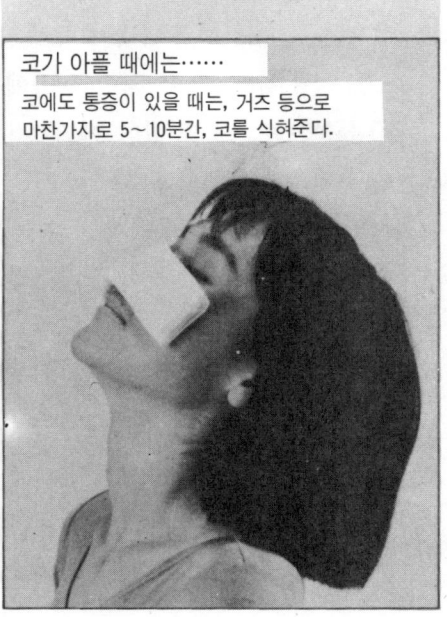

② 냉습포로 치료한다

얼음으로 지압, 마사지한다

차게 해서 두통을 고치는 방법에는 크게 구별해서 두 가지의 방법이 있다. 하나는 앞에서 설명한 넓은 면적을 한꺼번에 식혀버리는 방법, 또 하나는 아픈 곳이나 동양의학에서 말하는 급소를 집중적으로 식히는 방법이다. 후자는 다시 차가운 자극을 부분적으로 눌러댔다가 떼는 '냉뜸'과 아픈 부분을 중심으로 냉자극을 주면서 마사지하는 '아이스 마사지'의 두 종류로 나눌 수가 있다.

냉뜸질의 방법

냉뜸질이라는 것은 문자 그대로 차가운 뜸의 의미로, 냉습포와 지압의 효과를 둘 다 겸비한 방법이다. 냉장고의 얼음을 한 개 거즈에 싸서 급소 누르면서 하는 방법 외에 얼음에 물을 소량 넣은 컵의 밑으로 아픈 곳을 누르는 방법도 있다. 게다가 비닐봉지에 얼음과 물, 식염을 소량넣은 아이스팩을 사용해서 자극하는 것도 좋을 것이다.

또한 원통형의 그릇에 얼음과 식염을 넣고, 차가워진 돌출부분을 급소에 누르며 대도록 만들어진 기구인 '크릿카'를 구입해서 사용하는 것도 좋을 것이다.

어느 방법이든 관계없지만, 차가운 부분의 급소를 가볍게 눌러 대서 차게 느꼈으면 떼고, 또 눌러대는 식으로 수회 반복한다.

특히 증상에 따라서 다음과 같은 부위를 차게 하면 한층 효과적이다.

① 윗니의 통증에서 오는 두통에는

눈밑, 빰뼈의 중앙의 높은 곳에 냉자극을.

② 아랫니의 통증에서 오는 두통에는
턱 옆의 부분을 자극한다.

③ 상기를 동반하는 두통에는
목 뒤, 목덜미의 움푹 패인 곳 주변을.

④ 어깨결림을 동반하는 두통에는
목과 어깨가 시작되는 중간점 주변을 자극한다.

얼음 마사지의 방법

얼음을 1개 거즈로 싸서 아픈 부분에 가볍게 눌러대면서 이동시켜 간다.

눈이나 귀, 코, 이 등의 통증에서 오는 두통인 경우는 각각 아픈 곳과 그 주위를 마사지한다. 또한 피의 상승을 일으키고 있을 때에는 후두부를 중심으로 마사지한다.

마사지의 방법은 아픈 부분을 중심으로 위에서 아래, 안쪽에서 바깥쪽을 향해서 이동시키는 것이 원칙이며, 이것을 몇 번 반복한다.

후두부를 마사지할 때도 마찬가지로 위에서 아래, 안쪽에서 바깥쪽으로 냉자극을 준다.

얼음 마사지의 시간은 1~5분간이 적당하다.

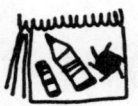

얼음을 한개 거즈로 싸서 아픈 부분에 가볍게 눌러 대면서 쓰다듬는다.

• 냉뜸의 방법 •

아이스팩 만드는 법
거즈 대신 비닐주머니를
사용해서 식힐 때에는 ······

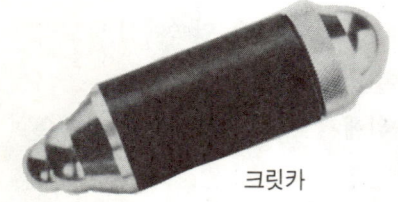

비닐주머니

소금과 물 약간씩   냉장고의 얼음을
3~4개

눌러대는 법
얼음을 거즈에 싸서
아픈 곳에 눌러 댄다

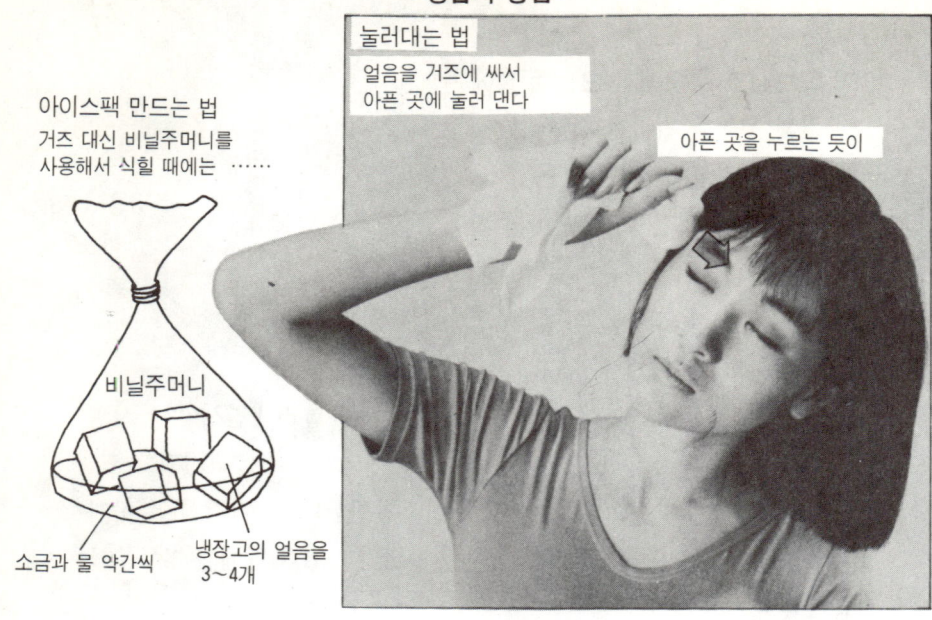

아픈 곳을 누르는 듯이

크릿카

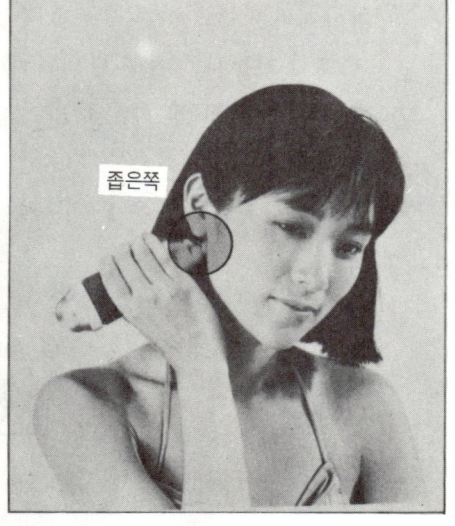

좁은쪽

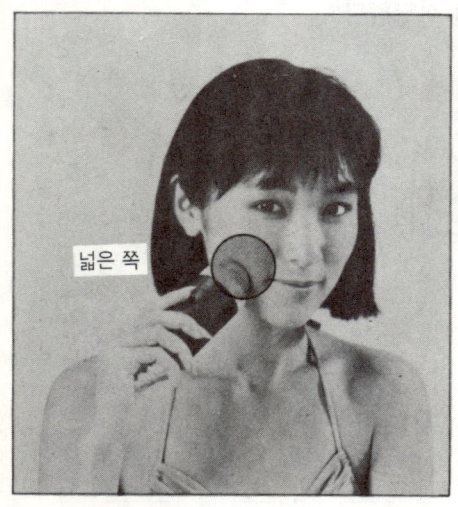

넓은 쪽

시판의 크릿카를 사용해서
속에 얼음과 소금을 넣어서 돌기부분을 국부에 눌러
댄다. 면적이 넓은 쪽을 사용해도, 좁은 쪽을 사용해
도 좋다. 사진 오른쪽은 후두부의 통증시, 사진 왼쪽
은 치통등을 동반할 때.

✳ 온열(溫熱)요법

따뜻하게 해서 치료한다

두통의 약화법으로는 식히는 쪽이 일반적이지만, 다음과 같은 두통은 거꾸로 따뜻하게 하는 편이 편해진다. 여기에서는 시판(市販)되고 있는 핫팩이나 쓰고 버린 손난로의 따뜻한 아이스론을 타올에 싸서 이용하는 방법을 소개하겠다.

신경통에서 오는 두통

두부의 신경통은 크게 나누면, 측두부나 후두부가 아픈 후두신경통과 관자놀이에서 볼에 걸쳐 통증이 오는 3차(三叉) 신경통의 두 종류가 있다. 두 종류 다 신경의 근원이 압박당해 일어나므로 아픔은 상당히 심하게 마련이다. 또한 머리털이나 볼에 닿으면 불쾌감이 있다. 이러한 증상일 때에는 아픈 부분을 약간 넓게 10~15분, 쓰다 버린 손난로나 따뜻한 아이스론을 타올에 말아서 눌러대고 온열자극을 한다.

냉기에서 오는 두통

두통은 냉기가 원인으로 일어나는 수도 적지 않다. 이런 때에도 아픈 곳을 온열자극하면 과민해진 신경이 풀려 혈액의 순환이 좋아져서 통증이 약해진다.

피로에서 오는 두통

피로하면 혈액순환이 나빠져서 두통이 일어나는 수가 있다. 아프다고 하기 보다는 오히려 머리가 무겁고 나른한 증상이다. 이런 증상이 나타났다면 후두부를 온열로 자극해 주는게 좋다. 잘 때에 따뜻한 아이스론을 타올로 싼 핫팩을 만들어 베개 대신에 머리맡에 깔고 따뜻하게 해주는 것도 좋은 방법이다. 피로는 전신의 증상이기 때문에 입욕(入浴)해서 몸의 피로를 풀고, 머리를 감은 후 정성껏 드라이어를 해주면 마사지와 온열자극의 이점을 얻을 수 있다.

갱년기에는 다양한 부정수소(不定愁訴)가 일어나기 쉬우며 두통을 호소하는 사람이 적지 않다. 이 시기의 두통은 목에서 어깨, 혹은 등을 따뜻하게 해주는 일에 의해서 약화시킬 수가 있다. 핫팩을 물에 넣어서 약 80°로 뜨겁게 하고,바스 타올로 몇 겹 싸면 목에서 어깨 전체를 따뜻하게 해줄 수가 있다. 증기 타올로도 대용할 수 있지만, 이 때는 뜨거운 물에 적신 타올을 손에 고무장갑을 끼고 짜서 화상을 입지 않을 정도로 식혀서 사용한다. 따뜻하게 하는 시간은 15~20분간이다.

위장이 약한 사람의 두통

위장이 약한 사람은 설사나 변비를 동반하며 두통을 일으키기 쉽다. 게다가 머리로 피가 솟기 쉽고, 다리가 차기 쉬운 경향이 있으므로 발목에서 아래가 따뜻하도록 해 준다. 복부, 특히 배꼽 주위도 아울러 따뜻이 해주면 좋을 것이다.

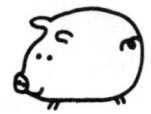

쓰다버린 손난로를 거즈로 싸서 아픈 곳을 따뜻하게 해준다. 증기 타올이라도 좋다.

• 사용하고 버린 손난로나 핫팩을 사용해 따뜻하게 하는 법 •

피로로 인한 두통에는……
아이스론을 따뜻이 해서 핫팩을 만들고, 타올에
싸서 베개로 삼아 후두부를 따뜻이 해준다.

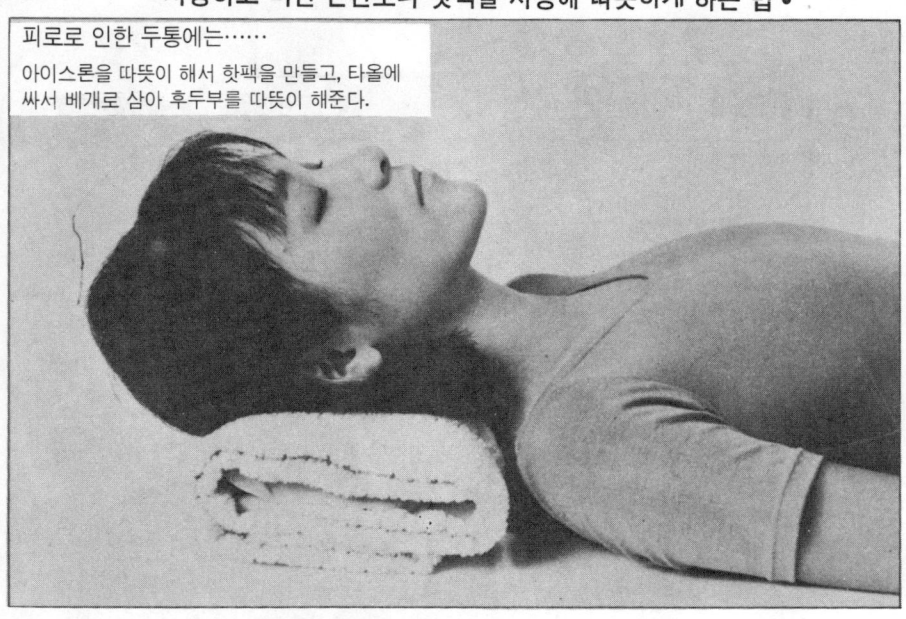

후두부의 신경통에는……
아픈 부분에
온열자극을 가한다.

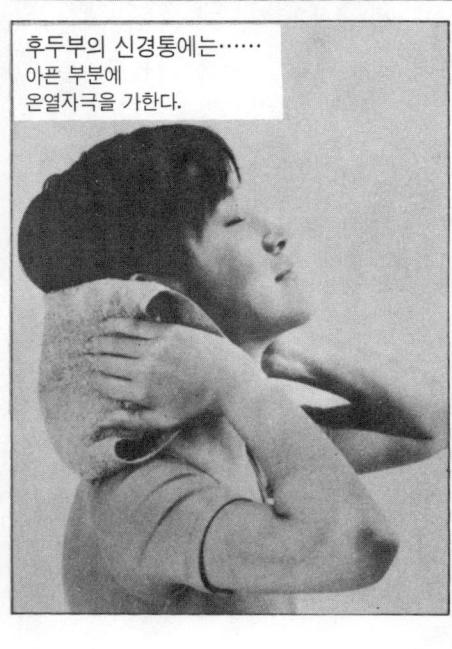

안면에 통증이 있을 때에는……
사용하다 버린 손난로를 거즈나
타올로 싸서
아픈 곳을 따뜻이 해준다.

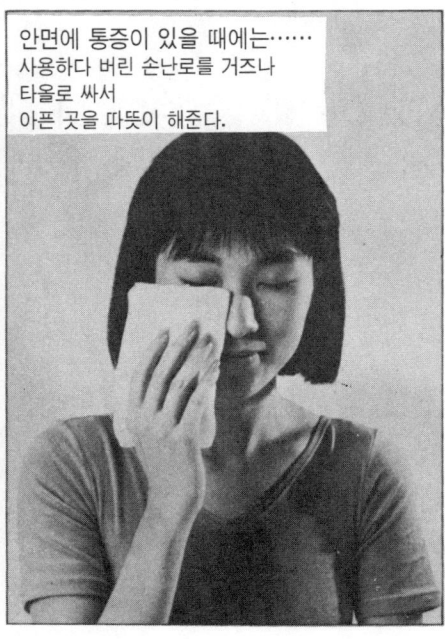

① 지압으로 치료한다

두통을 치료하는 특효 급소

몸의 컨디션이 나쁠 때, 몸의 표면을 누르면 아픈 장소가 있다. 대충 말하면 이것이 동양의학에서 말하는 '급소'이다. 동양의학에서의 급소는 '경락(經絡)'이라는 네트워크로 묶여져 있고, 그 흐름에 과부족이 생기면 몸이 부조화하게 된다고 생각되고 있다. 지압이라는 것은 이 급소를 자극하는 일에 의해서 경락의 흐름을 좋게 하고, 몸의 기능을 회복시키는 방법이다.

지압을 하기 위해서는 우선 급소의 위치를 정확히 집는 일이 필요하다. 여기에서는 두통에 효과가 있는 급소의 대강 위치를 나타내므로 그 주변을 손가락 끝으로 눌러보기 바란다. 통증이 찡하고 오는 부분이 그 사람의 급소이다.

후두부의 급소

① 백회(百會)

머리의 맨 꼭대기에 해당되는 부분에 있는 것이 급소이다. 좌우의 귀 상단에서 똑바로 올라간 선과 코에서 미간을 통과해 바로 위에 그은 선이 교차하는 곳에 있다. 고혈압, 피의 상승, 불면을 동반하는 두통에 효과가 있다.

② 천주(天柱)

후두부의 뒷덜미 움푹 패인 곳에서 좌우로 2~3㎝씩의 부분, 목을 전후로 운동시키면 움직이는 근육(승모근 : 僧帽筋)의 바로 외측(外側). 엄지 손가락으로 배를 눌러 보면 눈이 상쾌해진다. 어깨결림을 동반하는 두통에도 잘 듣는다.

③ 풍지(風池)

천주보다 약간 외측(外側). 귀의 뒤에 있는 뾰족한 뼈(젖모양 돌기)와 뒷덜미의 움푹 패인 곳의 중앙으로, 머리카락이 난 끝. 귀의 뒤에서 목의 앞에 걸쳐서 달리는 굵은 근육(흉쇄유돌근 : 胸鎖乳突筋)이 이어진 부분과 목을 받치는 굵은 근육의 사이에 생기는 움푹 패인 부분에 있다. 감기에서 오는 두통, 코, 눈, 귀에 질환이 있을 때 등에 잘 듣는 급소이다.

④ 완골(完骨)

귀의 뒤에 있는 뼈(젖모양 돌기)의 가장자리로, 뾰족한 부분에서 2~3cm 후두부로 올라간 부분. 피의 상승 증상이나 편두통, 3차(三叉)신경통 외에 현기증을 동반하는 두통, 얼굴에 경련을 일으킬 때에 효과가 있다.

⑤ 아문(瘂門)

똑바로 누웠을 때 베개에 닿는 뼈(외후두융기 : 外後頭隆起)에서 바로 밑으로 3cm 내려간 부분.

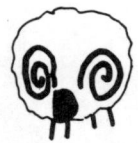

⑥ 옥침(玉枕)

외후두융기의 바로 위의 패인 곳에서 좌우로 각각 2~3cm의 부분. 머리가 난 끝에서 8cm정도 위에 해당된다.

⑦ 예풍(翳風)

귓볼, 귀의 뒷뼈(젖모양 돌기) 사이의 패인 곳을 손가락으로 누르면서 가볍게 문질러가면, 찡하고 울리는 듯한 통증을 느끼는 곳이 있다. 여기가 예풍의 급소이며, 귀의 질환에서 오는 두통이나 얼굴의 통증에 효과가 있다.

⑧ 통천(通天)

백회(白會)의 약간 앞, 외측(外側) 약 4cm의 부분에 있다.

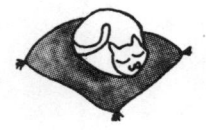

손끝으로 눌러봐서 통증이 찡하고 오는 부분이 그 사람의 급소.

• 두통에 효과 있는 급소 찾는 법(후두부) •

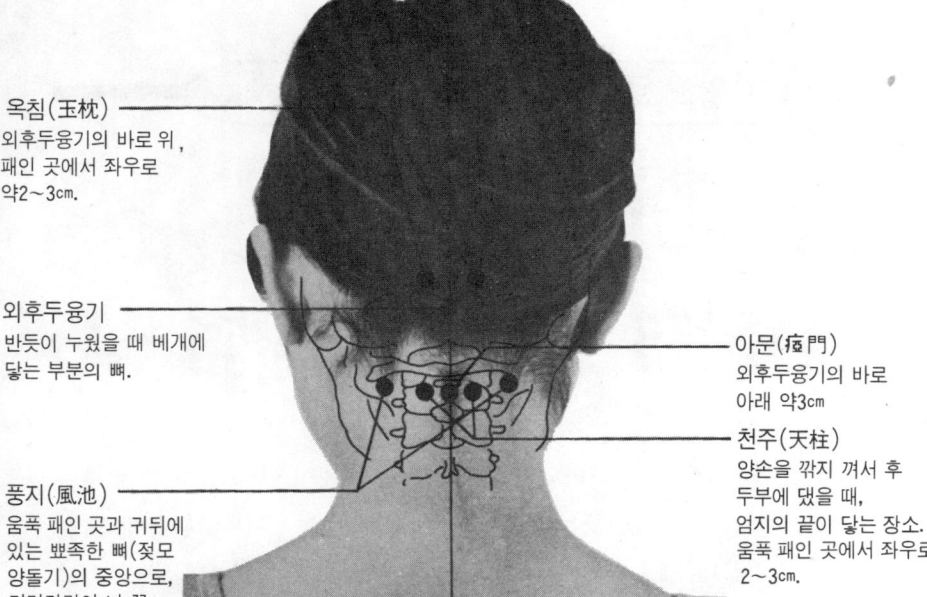

옥침(玉枕)
외후두융기의 바로 위,
패인 곳에서 좌우로
약2~3cm.

외후두융기
반듯이 누웠을 때 베개에
닿는 부분의 뼈.

풍지(風池)
움푹 패인 곳과 귀뒤에
있는 뾰족한 뼈(젖모
양돌기)의 중앙으로,
머리카락이 난 끝.

아문(瘂門)
외후두융기의 바로
아래 약3cm

천주(天柱)
양손을 깍지 껴서 후
두부에 댔을 때,
엄지의 끝이 닿는 장소.
움푹 패인 곳에서 좌우로
2~3cm.

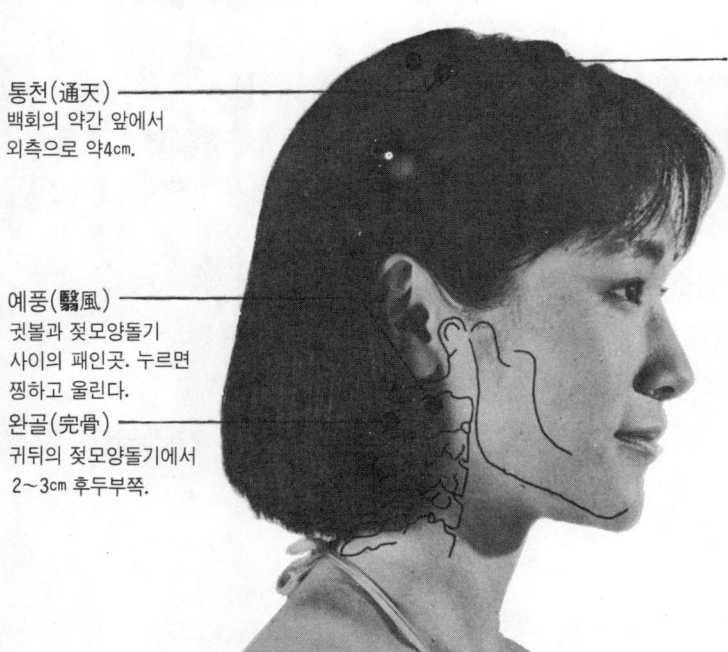

백회(百會)
머리 정점의 패인 곳.
좌우 귀의 윗끝을 연결
하는 선과 미간의 중앙
에서 똑바로 올라간 선
이 교차하는 곳.

통천(通天)
백회의 약간 앞에서
외측으로 약4cm.

예풍(翳風)
귓볼과 젖모양돌기
사이의 패인곳. 누르면
찡하고 울린다.

완골(完骨)
귀뒤의 젖모양돌기에서
2~3cm 후두부쪽.

② 지압으로 치료한다

누구나 할 수 있는
정확한 급소 찾는 법

급소에는 원래부터 나타나기 쉬운 곳이라는 것이 있다. 맥이 손에 닿는 장소, 뼈와 뼈 사이(관절 부분), 뼈의 돌출부, 근육이나 뼈 등의 패인 곳의 한가운데, 근육과 근육 또는 근육과 뼈와의 사이의 물렁뼈, 신경이나 혈관이 체표 가까이에 나와 있는 부분 등은 어느 곳이나 급소가 나타나기 쉬운 장소이기 때문에 기억해두면 급소를 찾는 기준이 된다.

급소를 찾으려면 눌러봐서 압통이 있는지 어떤지를 조사하는 것이 가장 중요한 방법인데, 그밖에 피부를 가볍게 잡거나 피부 표면을 손가락이나 손바닥으로 만져서 지각이상(知覺異常)이 있는지 어떤지를 보는 방법도 있다.

전두부의 급소 찾는 법

① 두유(頭維)

관자놀이의 경사진 뒤, 이마각의 조금 외측에 있다. 무언가를 씹을 때에 근육의 움직임이 손가락에 닿는 부분으로, 편두통에 유효하다.

② 청명(晴明)

눈머리와 코기둥 중간으로, 움푹 패여 있는 곳.

③ 사백(四白)

손가락으로 눈의 밑가장자리를 더듬어가면 딱딱한 뼈가 있다. 거기에서 1㎝ 정도 내려간 부분에 있는 급소. 눌러 보면 아픔이 눈에까지 전해진다. 눈이 피로할 때, 또 얼굴에 마비나 통증이 있을 때에 잘 듣는다.

④ 하관(下關)

귀의 앞주변을 손가락으로 문지르듯이 만져가면 볼뼈의 가장 높은 곳이 발견된다. 그 볼뼈 중앙의 패인 곳이 급소의 위치이다. 이의 통증이나 귀의 통증에서 오는 두통, 또는 얼굴의 통증에도 효과가 있다.

⑤ 협차(頰車)

이를 악물듯이 하면 아랫턱의 전방 경사 위에 근육이 부풀어 오르는 부분이 발견될 것이다.

이 부푼 곳의 중앙에 위치하는 것이 급소이다.

치통에서 오는 두통이나 얼굴의 통증에 효과가 있다.

⑥ 인당(印堂)

미간의 중앙. 불면증이나 현기증에도 효과가 있다.

⑦ 대영(大迎)

아랫턱의 각에서 아랫턱을 따라 약 3cm 앞쪽에 있는 뼈의 패인 곳. 누르면 아랫턱 깊숙이에 통증을 느낀다. 3차(三叉)신경통에 잘 듣는다.

⑧ 청궁(聽宮)

귀의 앞에 있는 부드러운 돌기(이주 : 耳珠)의 바로 앞. 현기증, 귀울림을 동반하는 두통에 효과가 있다.

어깨 급소 찾는 법

견정(肩井)

목의 근원에서 어깨 끝까지의 중간점. 유두에서 바로 올라간 사이 어깨의 근육과 교차하는 부분에 있다. 반대쪽의 손을 돌려서 어깨에 가볍게 얹었을 때에 가운데 손가락이 닿는 장소로, 누르면 팔이나 목에 통증이 퍼진다.

급소는 관절이나 뼈의 돌출부, 근육과 뼈의 패인 곳, 맥이 손에 집히는 부분에 있다.

•두통에 효과있는 급소 찾는 법(안면)•

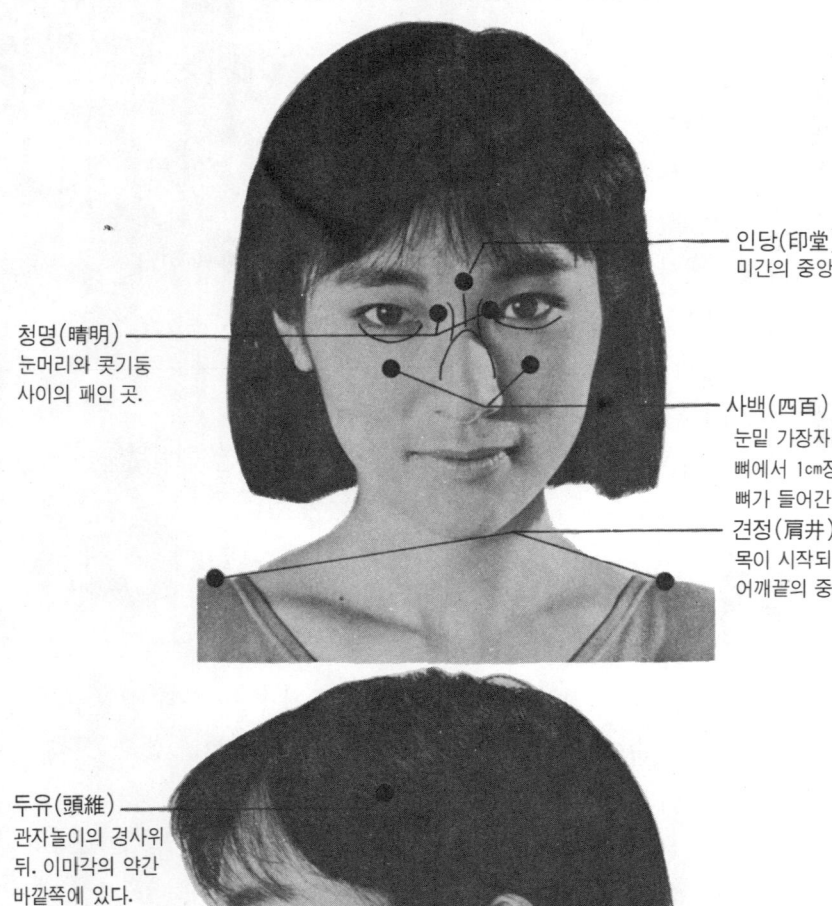

인당(印堂)
미간의 중앙

청명(晴明)
눈머리와 콧기둥
사이의 패인 곳.

사백(四百)
눈밑 가장자리에 있는
뼈에서 1cm정도 내려간
뼈가 들어간 곳.

견정(肩井)
목이 시작되는 부분과
어깨끝의 중간점.

두유(頭維)
관자놀이의 경사위
뒤. 이마각의 약간
바깥쪽에 있다.

하관(下關)
볼뼈돌기의 중앙
아래의 패인곳.

대영(大迎)
아랫턱의 각에서 전방에
걸쳐서 턱을 문질러
손가락이 멈추는 패인 곳.

청궁(聽宮)
귀앞에 있는 부드러운
돌기의 바로 앞.

협차(頰車)
아랫턱의 각 약간 앞쪽
비스듬히 위.

③ 지압으로 치료한다

효과를 끌어올리는 지압

급소의 위치를 찾아낼 수 있으면, 이제 지압을 할 차례이다.

지압에는 엄지손가락을 사용하는 방법, 손바닥 전체로 지압하는 방법, 엄지를 제외한 4개 손가락을 사용하는 방법 등이 있다. 두부의 급소를 지압할 때는 후두부에서 엄지를 얼굴이나 목, 이마에서 머리 꼭대기에 걸쳐서는 집게나 가운데 손가락을, 관자놀이나 귀 앞은 집게손가락에서 새끼손가락까지 4개의 손가락을 사용한다.

지압의 기본은 급소를 몸의 안쪽을 향하도록 수직으로 누르는 것이다. 각각의 급소에 손가락을 직각이 되도록 대고 손가락의 배부분을 사용해서 압력을 가해 간다.

압력의 정도는 '약간 아프구나'고 느낄 정도가 적당하다. 조용히, 조금씩 힘을 넣어가서 1호흡이나 2호흡 두고, 또 조금씩 힘을 빼 가는 것이 요령. 천천히 '1, 2, 3'하고 세면서 지압을 가해 '4, 5, 6'에서 지압을 늦추면, 좋은 상태로 지압이 행해질 것이다. 이것을 3회에서 5회씩, 하루에 1~3회 반복한다. 신경통에 의한 두통일 때에는 압박하는 시간을 약간 길게 한다.

지압의 효과는 한 곳에 가한 압력이 몸의 깊숙이까지 전달되는 것에 의해서 얻어질 수 있다. 지압하는 시간이 너무 짧으면 몸이 가지고 있는 탄성이 흡수돼서 몸의 깊숙이에 다다르기 전에 끝나버린다. 또한 급히 힘을 주거나 빼거나 하는 것은 거꾸로 그 부분의 긴장을 높히는 것이 되어 좋지 않다.

양손으로 측두부를 지압한다

측두부를 손바닥으로 끼워 넣듯이 해서 천천히 누른다. 편두통에 특히 효과적이다.

백회(百會)의 지압

머리의 정수리에 있는 백회는 어떤 종류의 두통에도 효과가 있는 급소로, 불면이나 초조 등 정신의 항진(亢進)을 가라앉히는 효과도 있다.

팔꿈치를 가볍게 굽히면서 양손을 머리 위로 뻗쳐서 가운데손가락을 겹쳐 백회의 급소에 댄다. 다음에 좌우의 팔꿈치를 옆으로 크게 당기고 숨을 들이쉬면서 가운데손가락에 힘을 넣어 간다. 지압을 늦출 때엔 숨을 내쉰다. 이것을 3~5회 반복한다.

하관의 지압

양손의 엄지를 각각 볼뼈 밑에 있는 하관에 대고 손가락을 밀어 올리듯이 하면서 지압한다.

치통(특히 윗니의 통증)이나 귀가 아플 때 유효하며 일시적으로 통증을 가라앉히는 데에 효과가 있다.

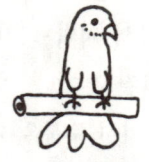

숨을 들이마시면서 급소를 누르고, 숨을 내쉬면서 힘을 리드미컬하게 늦춘다.

• 혼자서 행하는 지압방법 •

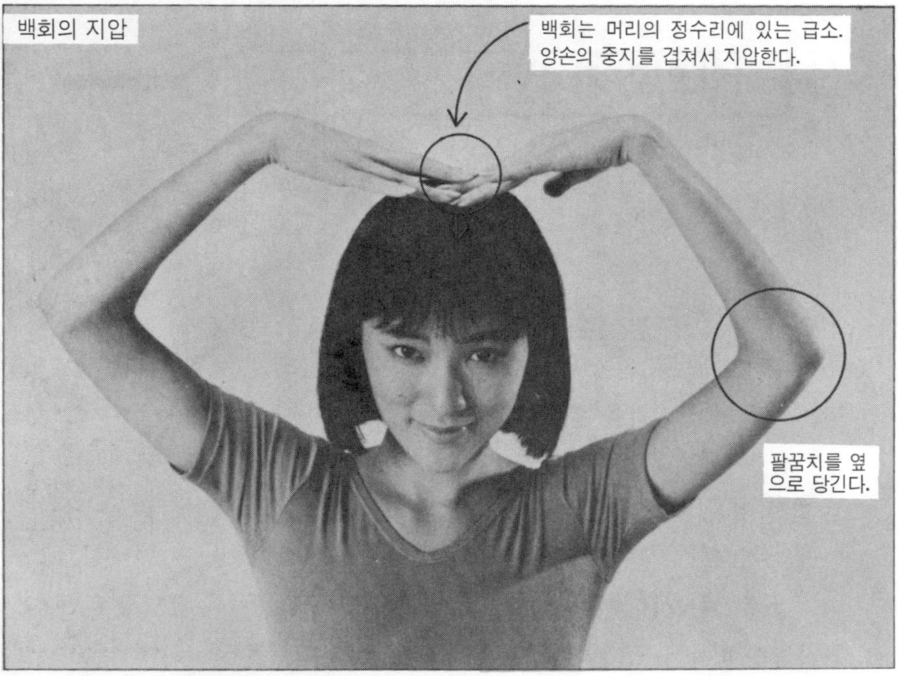

백회의 지압

백회는 머리의 정수리에 있는 급소.
양손의 중지를 겹쳐서 지압한다.

팔꿈치를 옆
으로 당긴다.

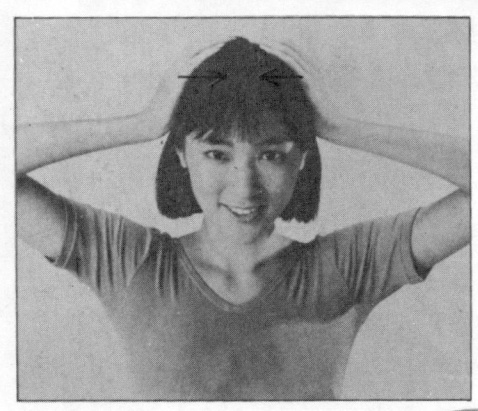

측두부의 압박

양손의 손바닥이 시작되는 부분으로
끼워넣듯이 해서 천천히 측두부를
지압한다.

하관의 지압

양손의 엄지로 지압한다.
손가락을 밀어올리듯이 하는 것이 요령

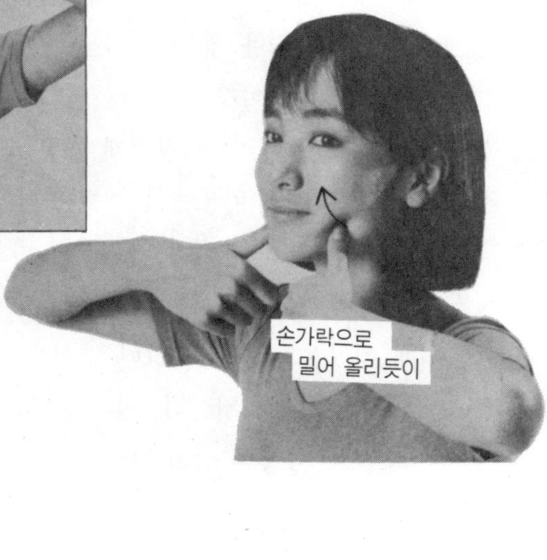

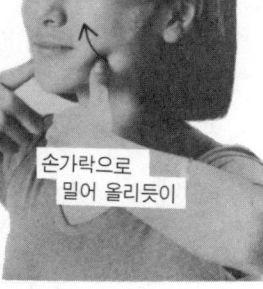

손가락으로
밀어 올리듯이

④ 지압으로 치료한다

지압에 능숙해지는 테크닉

등이나 어깨 등 손이 미치기 어려운 곳에 있는 급소는 무리하지 말고 다른 사람에게 지압을 부탁하자.

지압을 받을 때에 중요한 것은 심신 모두 긴장을 풀고 안정된 기분으로 받는 일이다. 앉던지, 똑바로 눕던지, 옆으로 눕던지 지압하는 장소에 따라 가장 편한 자세를 취하자.

지압을 하는 사람은 어느 급소나 몸의 중앙을 향해서 누르도록 한다. 손가락의 배를 급소에 대고, 손가락 끝으로 체중을 얹듯이 하며 누르면 능숙하게 지압을 할 수가 있다. 엄지로 지압을 할 때는 양쪽의 엄지를 겹쳐서 압박하면 한쪽 손가락씩 할 때보다도 힘을 넣을 수가 있어 효과적이다.

누르는 강도는 5~7kg 정도가 좋을 것이다. 힘의 정도를 모르는 사람은 체중계에 손가락을 얹고 힘을 넣는 상태를 조절해 보면 대개 느낌을 잡을 수 있다. 단, 이것은 어디까지나 기준이고, 지압을 받는 사람의 '느낌'을 중요시한다. 약간 강하게 누를 때에는 기분 좋게 느낄 수 있는 자극으로 그친다. '1, 2, 3'에서 천천히 힘을 가하고, '4, 5, 6'에서 천천히 힘을 빼는 것은 혼자서 지압할 경우와 마찬가지이다. 어느 급소든 3~5회씩 반복한다.

남에게 지압을 할 때 또 하나 잊어서는 안되는 것은 '인간끼리의 접촉'을 소중히 한다는 것이다. 피부와 피부와의 접촉에 의해서 얻을 수 있는 안정감은 서양의 심리요법에도 도입되고 있듯이 지압의 효과를 보다 높혀 주는 것이다. 지압할 때에는 자신의 피부와 상대의 피부 사이에 틈이 없이, 딱 붙는 듯한 기분으로 행한다.

그리고 지압을 행하는 사람은 받는 사람의 기분을 잘 헤아려서 동정과 존경의 마음을 가지고 행할 것. 또한 받는 사람의 피부를 상처입히지 않도록 손톱을 자르고 청결히 하며, 반지 등의 금속물은 빼어 두는 편이 좋을 것이다. 미리 손을 따뜻이 해두는 배려도 잊지 않도록.

견정(肩井)의 지압

① 지압을 받는 사람은 정좌하고 몸의 힘을 뺀다.

② 지압을 행하는 사람은 서서 몸을 뒤로 향하며 양손의 엄지를 어깨의 한가운데에 있는 견정의 급소에 댄다.

③ 좌우 동시에 엄지로 급소를 누른다. 이때 팔꿈치를 펴서 체중을 걸면 자연스럽게 행할 수 있다. 수초간 눌렀으면 자연스럽게 힘을 빼는 느낌으로 한번 늦추며, 이것을 수회 반복한다.

몸의 중심을 향해 손가락 끝으로 체중을 얹듯이 해서 급소를 기분 좋을 정도의 힘으로 누른다.

•지압에 능숙해지는 테크닉 •

누르는 요령
몸의 중심을 향해서, 손가락
끝에 체중을 얹듯이 하며
지압한다.

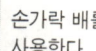

몸의 중심을 향해서 누른다.

손가락 배를
사용한다.

지압의 리듬
「1, 2, 3」에서 힘을 넣고,
「4, 5, 6」에서 힘을 뺀다.
3～5회 반복한다.

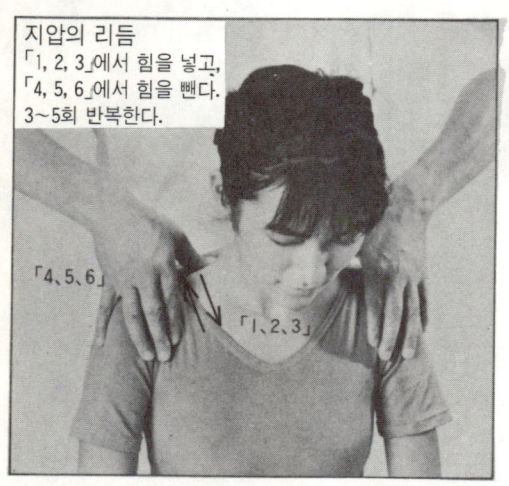

「4、5、6」

「1、2、3」

힘을 가하는 방법
손가락 끝에 힘을 가한
다. 누르는 힘은 5～7kg받
는 사람이 기분 좋게
느끼도록 누르는 것이
요령

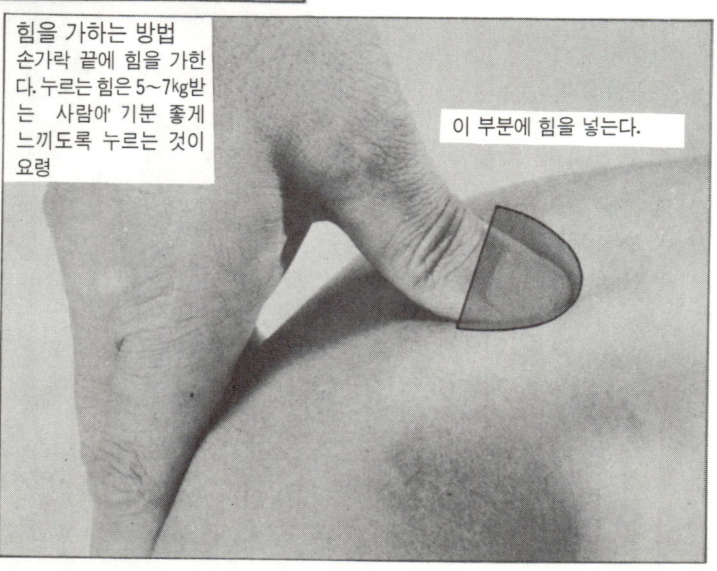

이 부분에 힘을 넣는다.

⑤ 지압으로 치료한다

지압 효과를 높이는 간단한 체조

목이나 어깨, 등 등의 급소는 혼자서는 좀처럼 효율적으로 지압할 수가 없다. 그러나 여기에 모종의 체조를 조합시키면 지압 효과를 부쩍 높힐 수가 있다.

중국에서는 옛날부터 '도인(導引)'이라 불리는 몸의 마디마디의 움직임을 매끄럽게 하는 체조가 행해지고 있었다. 이것은 몸을 움직이는 일에 의해 체내에 쌓여 있는 나쁜 '기(氣)'를 쫓아내고 신선한 공기를 집어넣어서 에네르기를 축적하려고 하는 일종의 건강체조이다. 내가 지금부터 소개하는 체조(급소체조)는 도인의 급소자극을 가미해서 지압의 효과와 체조의 효과를 일거에 도입할 수가 있다.

급소체조의 기본

① 각각의 체조에 응해서 정좌, 책상다리, 무릎 세우기, 똑바로 눕는 등의 자세를 취한다.

② 집어내도록 명심한다.

③ 지압은 체조에 맞추어 실시하며, 몸을 앞으로 굽히거나 손발을 굽히는 운동을 할 때에 힘을 넣고, 동작이 끝날 때엔 힘을 빼도록 한다.

④ 몸을 앞으로 구부리거나 손발을 굽힐 때에 숨을 크게 내쉬고, 몸을 돌리거나 손발을 뻗을 때엔 코로 숨을 들이쉬도록 한다. 내쉴 때는 배를 납작하도록 한다.

⑤ '1, 2, 3, 4'에서 앞으로 구부리고, '5, 6, 7, 8'에서 뒤로 돌리는 식으로 몸을 움직인다. 기분을 편히 하기 위해 음악에 맞춰 실시해도 좋을 것이다.

천주(天柱)·목 옆으로 굽히기

① 정좌한다.

② 양손을 목뒤로 깍지끼고, 엄지를 각각의 천주에 댄다.

③ 숨을 내쉬면서 몸을 오른쪽으로 굽히고, 왼손엄지로 왼쪽 천주를 지압한다. 얼굴은 약간 왼쪽으로 향한다.

④ 숨을 들이마쉬면서 원상태로 되돌아간다.

⑤ 반대의 요령으로 목을 좌로 돌리고, 오른쪽 엄지로 오른쪽 천주를 지압한다.

이상을 수회 반복하고 원상태로 돌아온다.

견정(肩井)·어깨 누르기

① 역시 정좌한다.

② 오른손의 엄지를 왼쪽 견정에 대고, 왼쪽 손바닥으로 오른쪽 팔꿈치를 지탱한다.

③ 목을 오른쪽으로 기울이면서 왼쪽 견정을 지압한다. 왼손바닥으로 오른쪽 팔꿈치를 들어올리듯이 해서 지압하면 효과적이다.

④ 왼손의 엄지를 오른쪽 견정에 대고, 마찬가지로 지압을 행한다.

이상을 수회 반복한다.

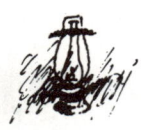

굽히거나 구부릴 때에 지압하며 동작이 끝났으면 손의 힘을 뺀다.

•① 지압 효과를 높히는 체조•

천주·목 옆으로 굽히기

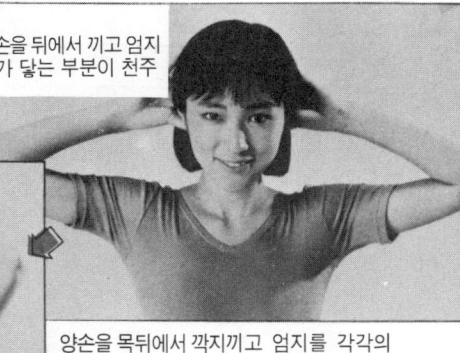

손을 뒤에서 끼고 엄지가 닿는 부분이 천주

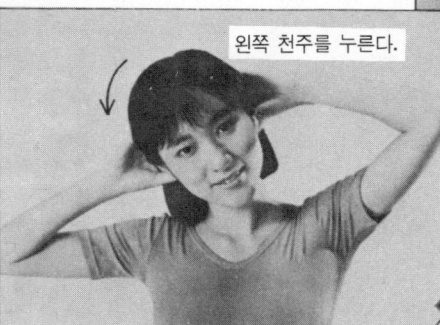

왼쪽 천주를 누른다.

양손을 목뒤에서 깍지끼고 엄지를 각각의 천주에 댄다. 고개를 좌우로 놀릴 때에 각각의 급소를 지압한다.

숨을 내쉬면서 고개를 우로 돌리고, 왼손 엄지로 왼쪽 급소를 지압, 그때 얼굴은 약간 왼쪽으로 향한다.

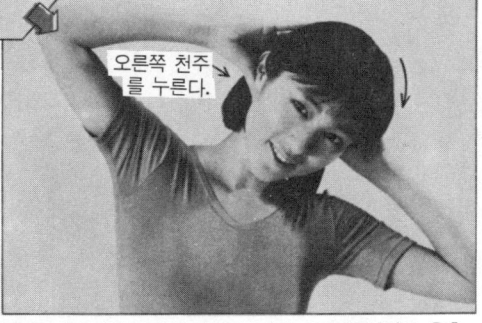

오른쪽 천주를 누른다.

숨을 내쉬면서 고개를 좌로 돌리고, 오른손 엄지로 우측 급소를 지압한다.

견정·어깨 누르기
엄지를 견정에 대고, 반대 손바닥으로 오른쪽 팔꿈치를 받친다 고개를 기울이면서 지압한다

손바닥으로 팔꿈치를 받친다

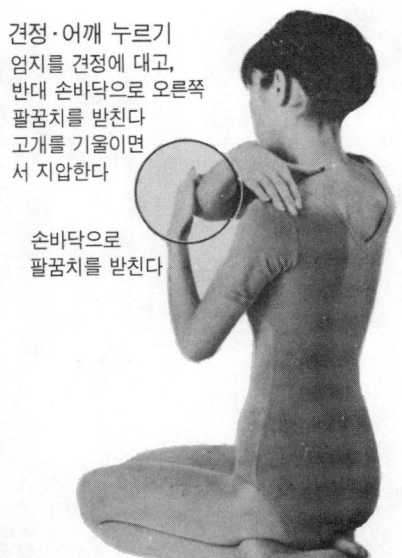

머리를 기울일 때 지압한다. 손바닥으로 팔꿈치를 약간 들어올리듯이 하면 지압하기 쉽다.

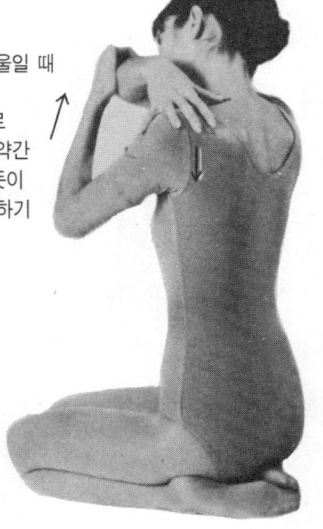

⑥ 지압으로 치료한다

'급소 체조'는
예방에도 효과

급소체조는 누구나 간단히 익힐 수 있다. 적은 시간을 이용해서 할 수 있을 뿐만 아니라 노인분들이라도 안심하고 할 수 있는 것이 특징이다.

두통이 일어나고 있을 때에는 물론 아침에 눈을 떴을 때에 이불 위에서 하는 등 평소에 습관을 들여두면 좋을 것이다. 매일 조금씩 오래 계속함에 따라 두통을 방지할 수도 있다.

급소체조의 효과

① 인간의 몸은 너무 긴장해도, 너무 풀어져도 좋지 않다. 조용한 운동으로 기분을 가라앉히고 근육에 힘을 넣는 법, 빼는 법을 자연히 익히는 일에 의해서 몸이 긴장도, 이완도 하고 있지 않은 이상적인 상태로 만들 수가 있다.

② 몸의 '뒤틈', '당겼다 펴기', '오므리기'라는 운동을 조합시키는 것에 의해 손발의 움직임을 매끄럽게 한다.

③ 두통이나 어깨결림 등의 부정수소(否定愁訴)의 원인이 되는 나쁜 자세를 바로잡는 데도 효과가 있다.

④ 호흡을 가다듬는 것을 체득하는 일에 의해서 병에 대한 저항력이나 회복 능력, 그 위에 환경에 대응하는 적응력을 높힐 수 있다. 즉, 두통의 치료와 예방의 어느 쪽에나 도움이 되는 셈이다.

⑤ 호흡을 가다듬는 일은 또한 정신을 안정시키는 데에 유효하다.

백회(百會)·목 뒤로 굽히기+두유(頭維)·목 앞으로 굽히기

① 정좌한다.

② 양손의 가운데손가락을 겹쳐 머리 위의 급소인 백회에 댄다.

③ '1, 2, 3, 4'에서 목을 뒤로 젖히면서 숨을 크게 들이쉬며, 지압을 한다. 원상태로 돌아올 때에 손가락의 힘을 늦춘다.

④ 다음에 양손의 가운데손가락을 관자놀이 경사 윗쪽 뒤에 있는 두유 (頭維)의 급소에 댄다.

⑤ '5, 6, 7, 8'에서 지압을 하면서 목을 앞으로 굽히고, 숨을 크게 내쉰 다. 지압을 늦추어서 원상태로 돌아온다.

이상을 수차례 반복한다.

청명(晴明)·폐안(閉眼)+동자료(瞳子骨)·개안(開眼)

① 마찬가지로 정좌한 자세로 실시한다.

② 양손의 집게손가락을 눈머리에 있는 청명의 급소에 댄다.

③ 눈을 감고, 숨을 내쉬면서 앞으로 굽히고 급소를 지압한다.

④ 원상태로 돌아왔으면, 이번에는 눈꼬리의 패인 곳에 있는 동자료에 양손의 가운데손가락을 각각 댄다.

⑤ 눈을 뜨고, 숨을 들이쉬면서 상체를 돌려 지압한다.

⑥ 수차례 반복하고 나서 원상태로 돌아온다. 지압의 세기는 눈 깊숙이에 쩡하고 통증을 느낄 정도 눈이 피로할 때 아주 효과적이다.

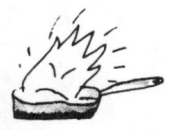

자세를 잘 하고 호흡을 가다듬어 기분을 편히 하는 동작을 행하는 것이 포인트.

• ② 지압 효과를 높이는 체조 •

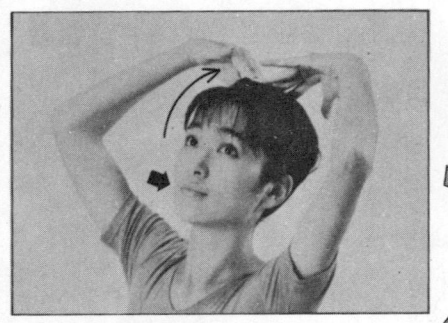

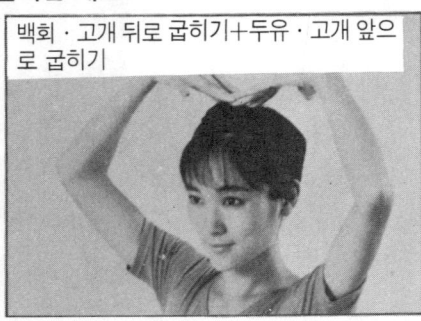

양손 중지를 백회의 급소에 댄다.

「1, 2, 3, 4」의 리듬으로 고개를 뒤로 젖히면서 지압한다. 이때 숨을 크게 들이마신다.

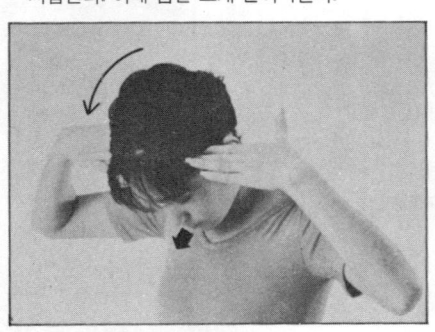

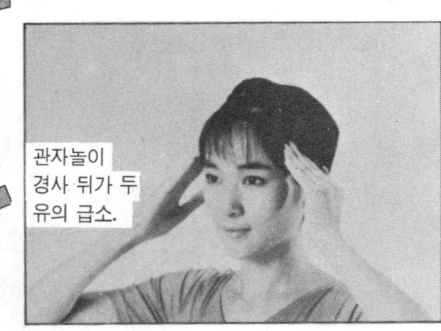

관자놀이 경사 뒤가 두유의 급소.

중지를 관자놀이의 위 급소(두유)에 댄다.

「5, 6, 7, 8」의 리듬으로 목을 앞으로 굽히면서 지압한다. 이 때 숨을 크게 내쉰다.

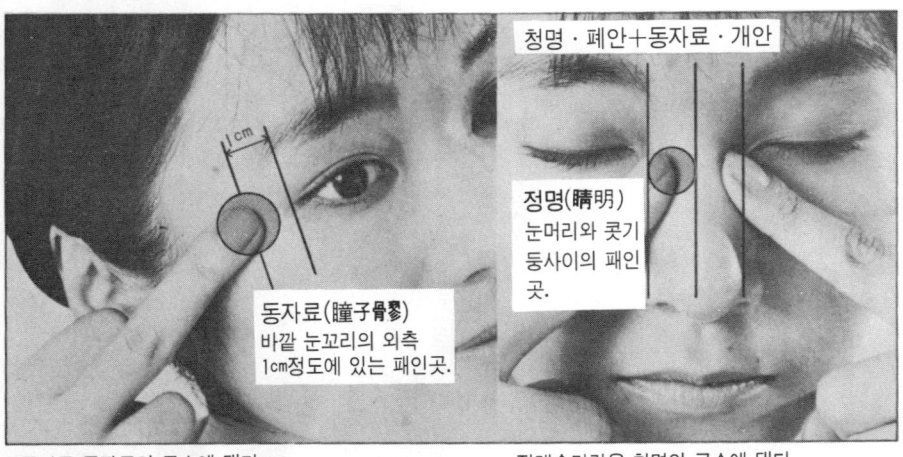

청명 · 폐안＋동자료 · 개안

1㎝

동자료(瞳子骨髎)
바깥 눈꼬리의 외측 1㎝정도에 있는 패인곳.

정명(睛明)
눈머리와 콧기둥사이의 패인곳.

중지를 동자료의 급소에 댄다.
눈을 뜨고, 숨을 들이쉬면서 상체를 젖힌다.
이 때 지압을 한다.

집게손가락을 청명의 급소에 댄다.
눈을 감고, 숨을 내쉬면서 앞으로 굽힌다. 이때 지압한다.

① 마사지로 치료한다

프로에게 배우는
기본과 요령

손이 차가우면 손을 서로 비벼서 차가운 손을 따뜻하게 한다. 잘못해서 무언가에 몸을 부딪혔을 때는 아픈 곳에 손을 대고 가볍게 문지르거나 하는 일이 자주 있을 것이다. 무의식중에 하고 있는 이러한 동작은 어느 것이 되었든 마사지 방법이다.

마사지라는 것은, 한마디로 말하면 기분 좋은 자극을 외부에서 주는 일에 의해서 혈액순환을 좋게 하며, 신진대사를 촉진시켜서 근육의 경직을 푸는 방법을 말한다. 마사지를 행하면 전신의 혈액순환이 좋아지며 심장의 기능이 조장(助長)된다. 또한 기분좋은 자극이 뇌에 입력되어 뇌를 편하게 해준다.

마사지는 2인 1조가 되어서 행하는 것이 기본이다. 서로 피부를 접촉하고 마음을 열면서 행하면 마사지의 효과를 보다 끌어 올릴 수가 있기 때문이다. 그렇다고는 하지만, 일 도중에 머리가 아파지거나 해서 다른 사람의 손을 빌릴 수 없을지도 모른다. 그러나 괜찮다. 혼자서 마사지할 수 없는 장소는 거의 없다고 해도 좋기 때문이다.

여기에서는 혼자서 하는 경우와 타인이 해주는 경우의 마사지 기본에 관해서 설명해 보겠다.

마사지의 기본과 요령

마사지에서 가장 많이 사용되는 방법은 '쓰다듬기', '주무르기'의 두 종류이다.

① 쓰다듬는다.

엄지나 다른 4개의 손가락, 손바닥 등을 사용해서 피부를 가볍게 어루만지며 쓰다듬는다. 목줄기 등의 가는 근육은 엄지와 집게나 가운데손가락의 또는 다른 손가락으로 끼우듯이 쓰다듬는다. '쓰다듬기'는 주무르기 전의 준비자극도 되며, 진통효과나 혈액순환을 좋게 하는 효과가 있다. 혈액순환을 촉진할 때에는 손끝, 발끝 등 말초부분부터 심장을 향해서 쓰다듬는 것이 기본이다. 쓰다듬는 힘은 대개 3kg 정도가 좋으며, 이것은 가볍게 악수할 때의 힘에 상당한다.

② 주무른다.

주로 근육이나 피하조직을 주무른다. 혈액순환을 좋게 하며, 신진대사를 촉진하는 효과가 있다. 엄지나 다른 4개의 손가락을 사용하는데, 어느 것이든 모두 손가락의 배를 사용할 것. 목의 흉쇄유돌근(胸鎖乳突筋)등의 가는 근육은 엄지와 다른 손가락 2개로 끼워 넣듯이 하여 주물러 준다. 주무르는 힘은 5kg. 똑바로 전후로 이기듯이 하든가 돌리듯이 해도 풀린다. 피부만을 비비면 오히려 불쾌한 느낌이 들므로 피부와 함께 근육을 주물러 이기듯이 하는 것이 요령이다.

쓰다듬는 방법이나 주무르는 방법도 모두 '1, 2, 3', '1, 2, 3'의 리듬으로 같은 장소를 3회 정도 마사지하며 점점 장소를 옮겨간다.

'쓰다듬기'는 가볍게 악수하는 정도의 힘, '주무르기'는 약간 강한 힘으로 리드미컬하게.

둔 〔ㅣ른다
문지르는 힘은
악수할 때의 힘
정도로

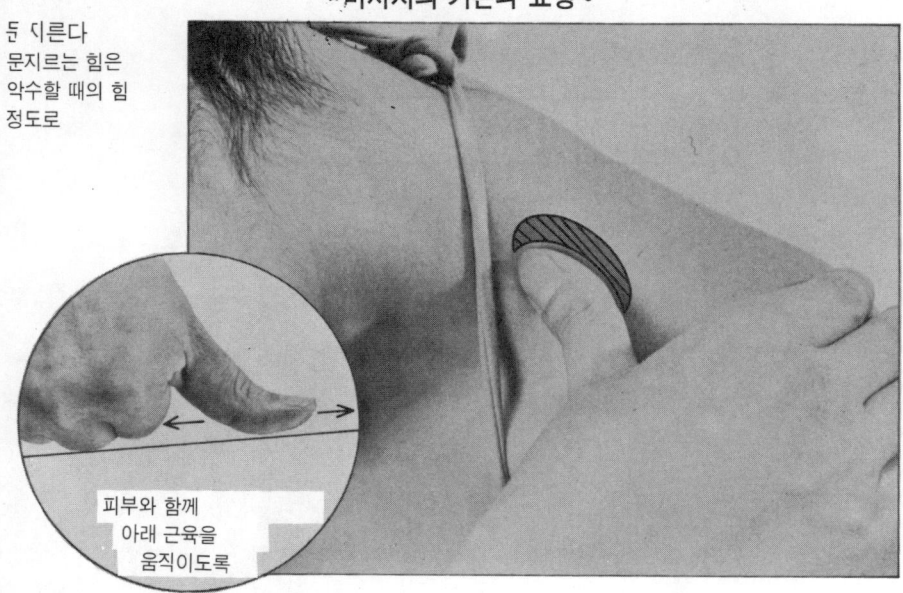

피부와 함께
아래 근육을
움직이도록

주무른다
목의 흉쇄유돌근을 주무를
때는 손가락으로
끼워넣듯이 해서
주무른다.

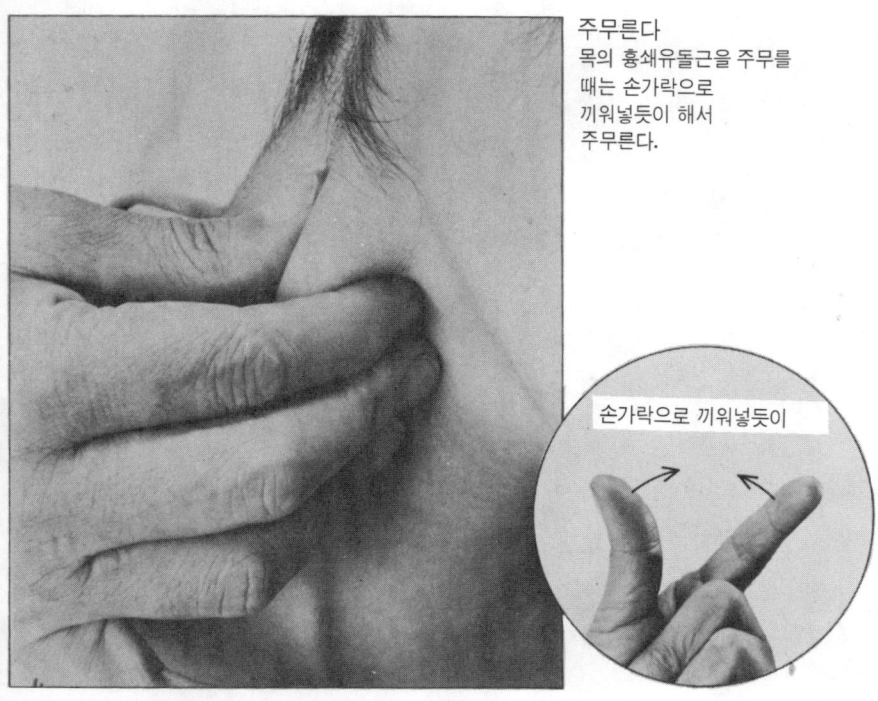

손가락으로 끼워넣듯이

② 마사지로 치료한다

머리 전체를 쓰다듬으며 주물러 푼다

전항에서는 마사지의 기본에 관해서 이야기했다. 여기에서는 신경을 가라앉혀서 두통을 치료하는 구체적인 마사지 방법을 해설하겠다.

혼자서 마사지할 때에 후두부나 목의 뒷부분에는 엄지의 배를 사용하고, 그것 이외는 엄지를 제외한 4개의 손가락을 사용한다. 머리를 전체적으로 마사지할 때에는 손바닥을 사용하면 하기 쉬울 것이다.

이하에 소개하는 것은 혼자서 할 수 있는 마사지 방법인데, '③마사지은' 다른 사람이 해 주어도 좋을 것이다. 그 경우 마사지를 받는 사람은 앉고, 마사지하는 사람은 그 뒤에 서서 엄지를 사용한다.

어깨, 목의 마사지도 곁들여 행하면 혈액순환이 촉진되어 기분이 상쾌해진다.

① 마사지

① 손바닥 전체를 사용해 머리의 정수리에서 후두부에 걸쳐서 부드럽게 쓰다듬는다.

② 머리의 정수리에서 이마에 걸쳐서도 마찬가지로 쓰다듬는다.

이상을 수차례 반복한다.

② 마사지

① 손바닥 전체를 사용해서 이마에서 후두부에 걸쳐 잘 문질러 풀어준다.

② 다음에 양손바닥을 귀 위에 대고, 수초간씩 수회 눌러주도록 한다.

이 마사지는 특히 편두통에 좋은 방법이다.

삼차(三叉)신경통과 같이 안면에 통증이 있을 때는 얼굴의 어느 부분이 주로 아픈 가를 확인하고, 엄지나 다른 4개의 손가락을 사용해서 신경을 따라서 마사지한다. 삼차신경이라는 것은 ① 눈에서 이마로 향하는 신경, ② 눈에서 윗턱을 향하는 신경, ③ 귀 밑에서 아랫턱을 향하는 신경의 세 가지를 가르킨다.

또한 머리 전체가 무겁게 느껴지는 듯할 때에는 마지막으로 가볍게 주먹을 쥐고 리드미컬하게 머리를 두드리는 것도 좋을 것이다.

③ 마사지

① 양손의 손가락으로 머리의 정수리에서 몸의 중심선을 따라 이마의 머리카락이 난 끝까지 4,5군데로 나눠서 문질러 풀어준다. 똑같은 일을 후두부의 머리털이 난 끝까지 행한다.

② 중심선에서 3㎝ 정도 떨어진 양옆을 마찬가지로 문질러 풀어준다.

③ 다시 그 옆(귀 위에 해당되는 부분)을 문질러 풀어준다.

이상을 수차례 반복한다.

손바닥 전체를 사용해 머리 꼭대기에서 후두부, 이마에 걸쳐서 '위에서 아래로'.

• 두통을 치료하는 마사지 •

마사지①

손바닥을 사용해서

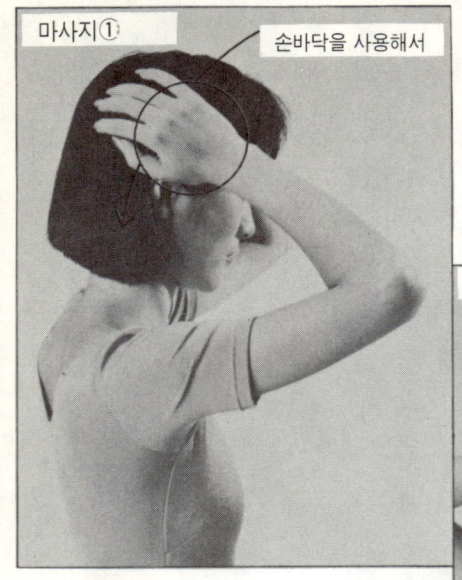

마사지 ①②의 방법
손바닥으로 머리의 정수리에서 후두부에 걸쳐서 문지른다(마사지①). 다음에 같은 부위를 손바닥으로 문질러 풀어준다.
마지막으로 귀 위를 수초간 누른다(마사지②)

마사지②

귀의 위를 양손바닥으로 눌러댄다.

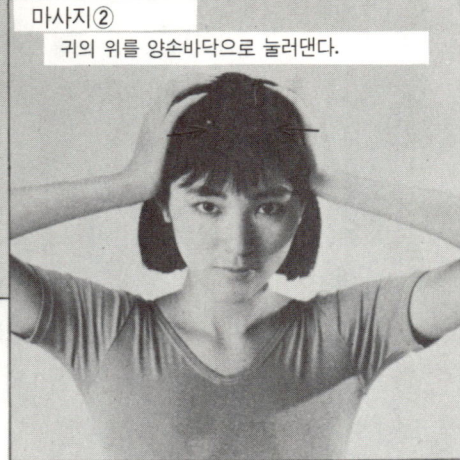

마사지③의 경락

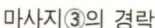

몸의 중심선을 따라서 이마에서 후두부로

양옆 3cm정도의 부분을 후두부로

귀 위에 해당하는 부분에서 귀 아래로 돌듯이

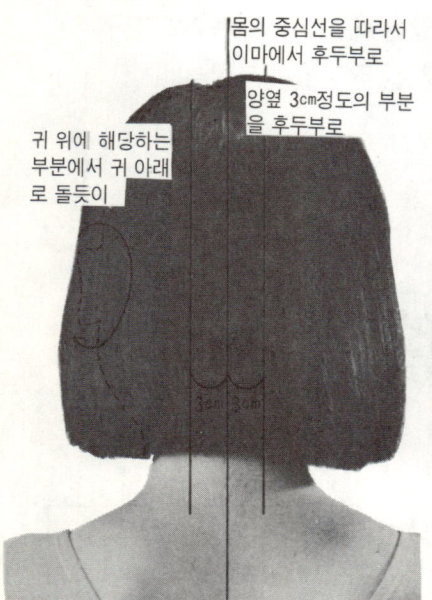

마사지③의 방법
머리의 경락을 따라 이마에서 후두부로 문질러 풀어준다.

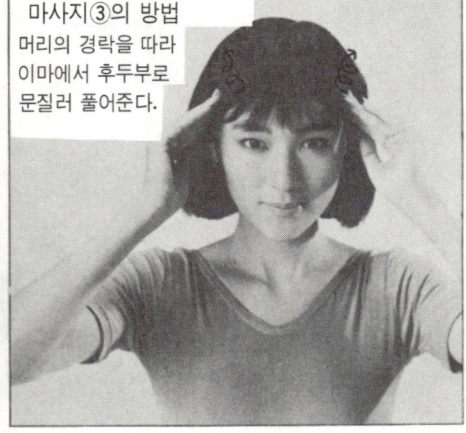

③ 마사지로 치료한다

긴장과 결림을
두드려서 푼다

멍하니 있을 때에 어깨를 딱 하고 맞거나, 머리띠를 질근 동여매거나 하면 기분이 긴장되는 생각이 든다. 이것은 피부에 가해진 압력이 뇌를 자극해서 긴장시키기 때문이다. 이 원리를 이용한 것이 다름 아닌 마사지이다.

단, 이 압력을 가하는 방법에 너무 변화가 있으면 긴장이 너무 커져서 오히려 좋지 않다. 차 등을 타서 단순한 리듬으로 몸이 흔들리고 있으면 장을 유혹하는 듯한 기분 좋음이 있는데, 그와 같은 느낌의 리듬을 가지고 자극하는 것이 능숙하게 마사지하는 요령인 것이다.

마사지의 하나로 두드려서 자극을 주는 방법(고타법)이 있다. 그 대표가 어깨를 두드리는 것으로, 어깨결림을 풀 때에 자주 이용되고 있다. 이 방법은 두통일 때에도 유효하며, 두부의 혈액순환을 좋게 하는 것 외에 머리 자체에 자극을 주는 효과도 있다. 물론 세게 두드리는 것은 엄금이며, 리드미컬하고 가볍게 두드린다.

두드려서 자극하는 방법은 마사지의 마무리로 행하는 것이 기본이다. 머리의 마사지를 한 후에 행해 준다.

두드리는 요령
두드리는 방법에는, 다음과 같은 방법이 있다.

① 권타(拳打)

가볍게 주먹을 쥐고, 좌우 교대로 리드미컬하게 두드리는 방법. 어깨나 허리 등에 자주 이용된다.

② 절타(切打)

양손의 손가락을 똑바로 펴고, 무우 등을 자르는 듯한 기분으로 교대로 리드미컬하게 두드리는 방법. 머리, 목, 어깨, 허리, 다리 등에 이용된다.

③ 합장타(合掌打)

합장하듯이 양손을 합쳐서 손가락 사이를 가볍게 벌리고 두드리는 방법. 어깨나 등, 머리 등에 이용된다.

④ 축기타(縮氣打)

손가락 사이에 가볍게 공기를 싸넣듯이 양손을 쥐고, 손등으로 가볍게 두드리는 방법. 등이나 어깨 등에 이용된다. 두드릴 때, '쉿, 쉿'하고 공기가 새는 소리가 나는 것이 좋은 방법이다.

⑤ 사두고타(四頭叩打)

손의 힘을 자연스럽게 빼고, 손목을 유연하게 해서 손가락 끝이 따로 따로 되도록 해서 리드미컬하게 두드리는 방법. 이 방법은 옛날에는 '유수(柳手)' 라고도 불리고 있었는데, 이것은 손가락 끝을 마치 버드나무와 같이 늘어뜨린다는 의미에서 왔으며, 이 방법의 특징을 잘 나타내고 있다.

어느 경우든 마사지를 받는 사람은 앉는 자세가 되며, 행하는 사람은 등 뒤로 돌도록 하면 좋을 것이다.

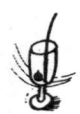

가볍게 주먹 쥐거나 손을 똑바로 펴서 머리나 어깨를 마지막의 마무리로.

•두드리는 요령•

권타(拳打)
가볍게 주먹을 쥐고, 리드미컬하게

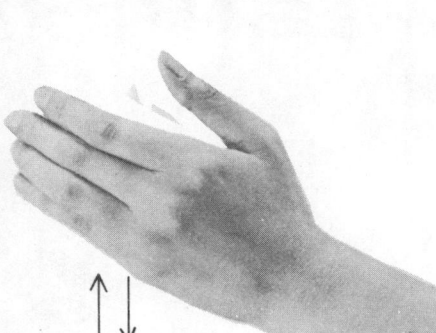

절타(切打)
손을 펴서 야채를 써는 듯한 기분으로

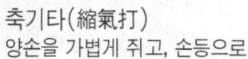

합장타
양손을 합쳐 손가락 사이를 가볍게 벌린다.

축기타(縮氣打)
양손을 가볍게 쥐고, 손등으로

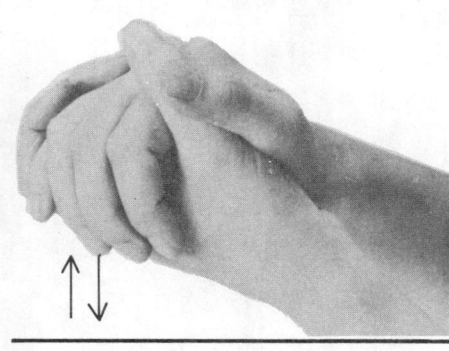

사두고타(四頭叩打)
손가락 끝이 따로따로 되듯이 리드미컬하게

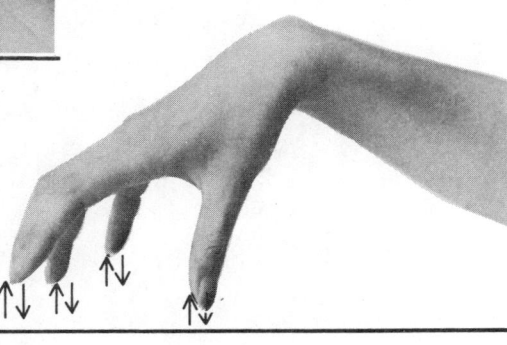

④ 마사지로 치료한다

신경의 항진을 진정시키는 손발의 자극법

머리가 아플 때에 손이나 발을 자극한다는 것은 약간 이상하지 않은가 하고 생각할지도 모른다. 그러나 손이나 발은 신경이 집중되어 원래 과민한 부분으로, 두통에 효과가 있는 급소도 많이 위치하고 있다.

옛날부터 피아니스트나 조각가와 같이 손끝을 자주 사용하는 사람은 나이를 먹지 않는다고 일컬어져 왔다. 이것은 손의 감각이나 운동을 담당하는 뇌의 영역이 넓어 작은 자극이라도 효과적으로 뇌에 전달되기 때문에 뇌의 활동, 나아가서는 인체활동 자체가 활발하게 된다는 것에서도 설명할 수 있다. 다리도 마찬가지여서 섬세한 근육의 자극이 뇌에 전해져 건강 증진에 좋은 영향을 주는 것이다.

특히 발바닥에는 신경이 서로 얽혀 있어서 부교감신경(副交感神經)이 그 중에서도 특히 잘게 분포되어 있다. 부교감신경은 주로 야간이나 휴식시에 기능한 신경으로,일반적으로 흥분을 가라앉히는 작용을 가지고 있다. 그러므로 발바닥을 자극해서 부교감신경의 기능을 활발하게 해주면 신경의 항진을 가라앉힐 수가 있다. 사실 대나무 밟기 등으로 발바닥을 자극하는 것 만으로 혈압이 내려가거나, 편두통이나 불면증 등이 좋아진 사람이 많이 있다.

손이나 발의 자극은 손쉽고, 언제나 할 수 있기 때문에 만성두통으로 고생하는 분들은 하루에 2~3회씩 일상생활에 활용하면 두통의 예방이

될 뿐만 아니라, 피로회복이나 일의 능률도 오르게 될 것이다.

엄지로 문질러 푼다.

① 손바닥 근육에 엄지손가락의 배를 대고, '1, 2, 3', '1, 2, 3'의 리듬으로 돌리면서 누르는 것처럼 해서 문질러 풀어준다.

② 손가락이 시작되는 부분에서 손목을 향해 마찬가지로 문질러 푼다.

③ 엄지가 시작되는 부분과 새끼손가락이 시작되는 부분의 근육이 부푼 곳을 중점적으로 문질러 풀어준다.

손의 운동 ①

① 손가락끝이 바깥쪽으로 나오도록 손가락을 낀다.

② 손목을 꼬듯이 돌린다. 회전하는 방향은 좌우 어느 쪽이라도 상관 없다.

손의 운동 ②

① 양손을 깍지 낀 자세에서 시작한다.

② 손바닥으로 물건을 짜듯이 하며, 손가락의 관절을 잡아당긴다.

③ 이것을 3~5회 반복한다.

발의 자극법

① 발에는 공손(公孫), 용천(湧泉), 해계(解谿), 뒤꿈치의 중심 등 두통에 잘 듣는 급소가 많이 있다. 앉아서 무릎 위에 발을 얹듯이 하고, 이들 급소를 지압이나 마사지한다.

② 3~5회, 이것을 반복한다.

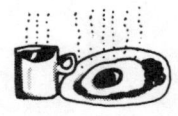

> **손바닥, 발바닥을 잘 문질러 풀어주며 지압한다. 마사지도 효과가 있다.**

• 손발의 자극법 •

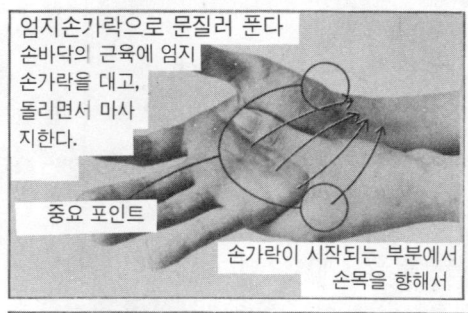

엄지손가락으로 문질러 푼다
손바닥의 근육에 엄지
손가락을 대고,
돌리면서 마사
지한다.

중요 포인트

손가락이 시작되는 부분에서
손목을 향해서

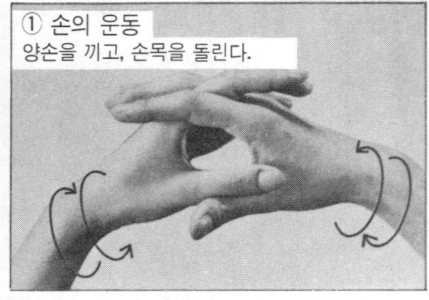

① 손의 운동
양손을 끼고, 손목을 돌린다.

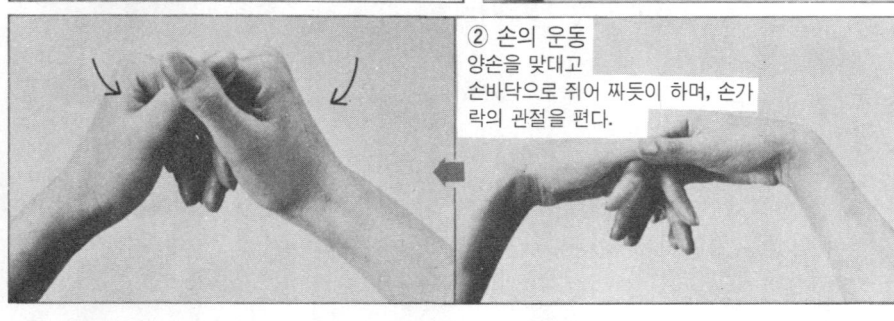

② 손의 운동
양손을 맞대고
손바닥으로 쥐어 짜듯이 하며, 손가
락의 관절을 편다.

발의 지압
무릎에 발을 얹고, 엄지
손가락으로 지압한다
(이 급소는 용천)

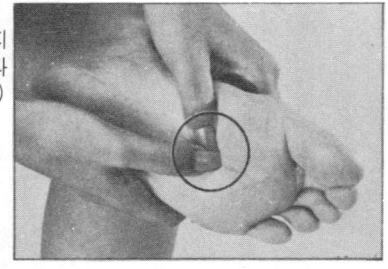

두통에 효과있는 발등의 급소

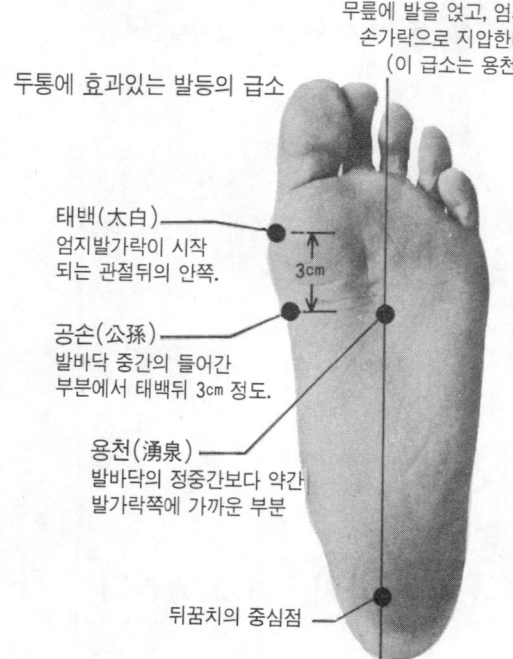

태백(太白)
엄지발가락이 시작
되는 관절뒤의 안쪽.

3cm

공손(公孫)
발바닥 중간의 들어간
부븐에서 태백뒤 3cm 정도.

용천(湧泉)
발바닥의 정중간보다 약간
발가락쪽에 가까운 부분

뒤꿈치의 중심점

두통에 효과 있는
발바닥의 급소

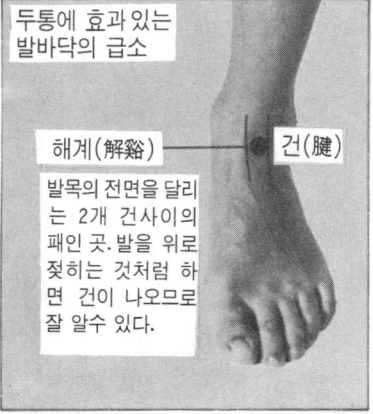

해계(解谿)   건(腱)

발목의 전면을 달리
는 2개 건사이의
패인 곳.발을 위로
젖히는 것처럼 하
면 건이 나오므로
잘 알수 있다.

✱ 두통의 치료방법

뜨겁지 않은 뜸, 아프지 않게 침 놓는 법

침이나 뜸은 '아프다', '뜨겁다', '자국이 남는다'는 이미지가 있는 탓인지 어쨌든 경원하기 쉽다. 그러나 방법에 따라 아프지도 않고, 뜨겁지도 않으며 자국도 남지 않는 침이나 뜸을 가정에서 손쉽게 할 수 있다.

여기에서는 다양한 종류의 간단한 뜸과 이쑤시개를 사용한 침놓는 방법을 소개하겠다.

자국이 남지 않는 뜸 놓는 법

① 지열구(知熱灸)

쑥을 비벼서 새끼손가락 크기의 피라미드형으로 하고 급소 위에 얹는다. 여기에 선향(線香)으로 불을 붙이고, 뜨겁다고 느끼기 시작하면 쑥을 제거한다. 피부에 직접 불이 닿는 것이 아니므로 화상을 입는 일은 없으며, 그렇게 하고 있으면 작은 쑥을 모두 태워버리는 보통의 뜸(유흔구 : 有痕灸)와 그다지 변함없는 효과를 기대할 수 있다.

② 봉 구(棒灸)

막대기 모양의 쑥에 불을 붙혀 급소에 가까이 해서 열을 느끼면 떨어뜨린다. 마찬가지 방법으로 불이 붙은 담배를 이용하는 '담배뜸'이 있는데, 쑥을 이용한 쪽이 자연의 열과 향기를 느낄 수 있다.

③ 후드가 붙은 온구(溫灸)

막대기 모양의 쑥을 시판되는 온구기에 넣고, 급소에 가까이 해서 너무 뜨겁다고 느끼면 멀리 한다. 참을 수 있는 뜨거움이라면 수초간 누른 채로 있는다.

④ 원터치구(灸)

시중에서 판매하는 원터치구도 불이 직접 피부에 닿지 않기 때문에 화상을 입을 염려는 없다.

이 밖에 생강이나 마늘을 2~3mm 두께의 둥근 썰기로 해서 급소에 놓고, 그 위에 콩알 크기 정도의 쑥을 얹어서 태우는 방법도 있다. '생강뜸', '마늘뜸'이라 불리는 방법으로, 쑥이 다 탈 때까지 내버려 두어도 화상을 입을 염려는 없다. 물론 자국이 남는 일도 없다.

이쑤시개를 이용한 침 놓는 법

① 이쑤시개 침

이쑤시개의 끝으로 급소를 가볍게 찌르는 방법이다. 깊히 찌를 필요는 없지만 약간 아픈 정도가 좋을 것이다.

② 집합침(集合針)

이쑤시개를 10~15개 고무줄로 묶어 급소를 자극한다. 이쑤시개의 뽀족한 부분을 사용하는 경우와 반대쪽을 사용하는 경우가 있는데, 머리털이 나있는 부분을 자극하는 것이라면 후자 쪽이 좋을 것이다.

이쑤시개침이나 집합침은 한 점을 자극할 뿐만 아니라, 급소의 주위까지도 아울러 자극할 수가 있다. '산침(散針)'이라 불리는 방법으로 피부 위를 폭넓게 쿡쿡 찌른다.

새끼손가락 크기의 쑥을 사용해서 뜨거워졌으면 제거한다. 이쑤시개를 사용한 자극법도 효과가 있다

• 뜨겁지 않은 뜸, 아프지 않게 침 놓는 법 •

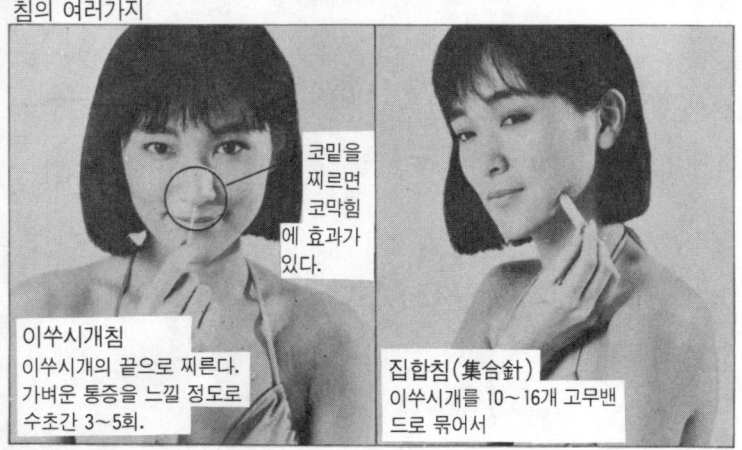

뜸의 여러가지

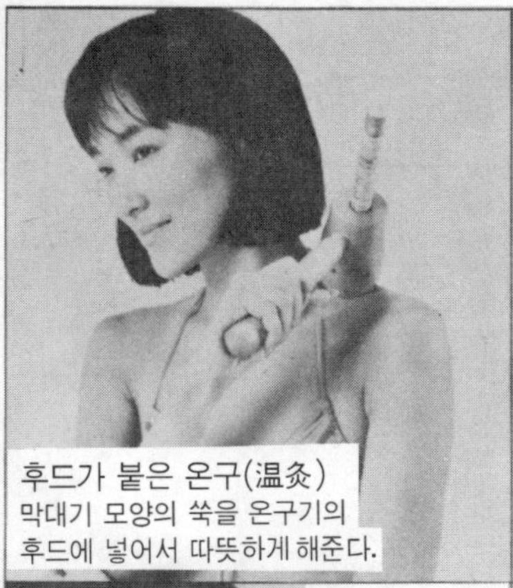

후드가 붙은 온구(溫灸)
막대기 모양의 쑥을 온구기의
후드에 넣어서 따뜻하게 해준다.

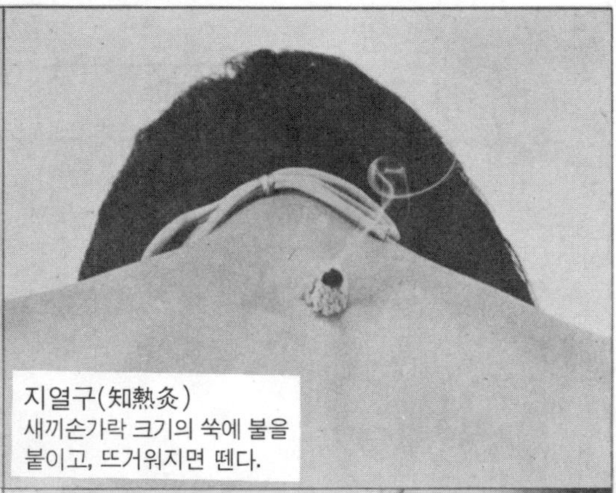

지열구(知熱灸)
새끼손가락 크기의 쑥에 불을
붙이고, 뜨거워지면 뗀다.

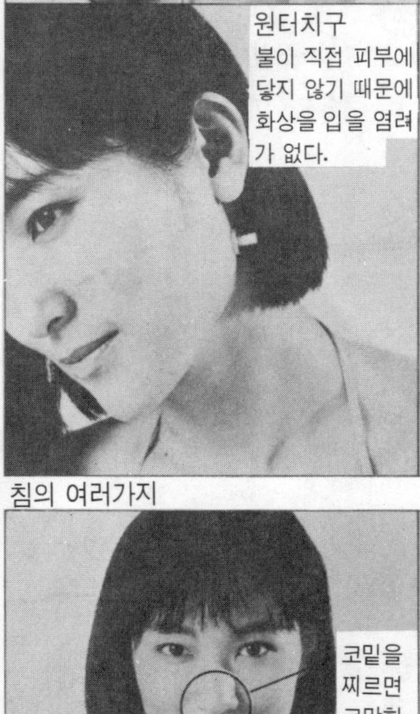

원터치구
불이 직접 피부에
닿지 않기 때문에
화상을 입을 염려
가 없다.

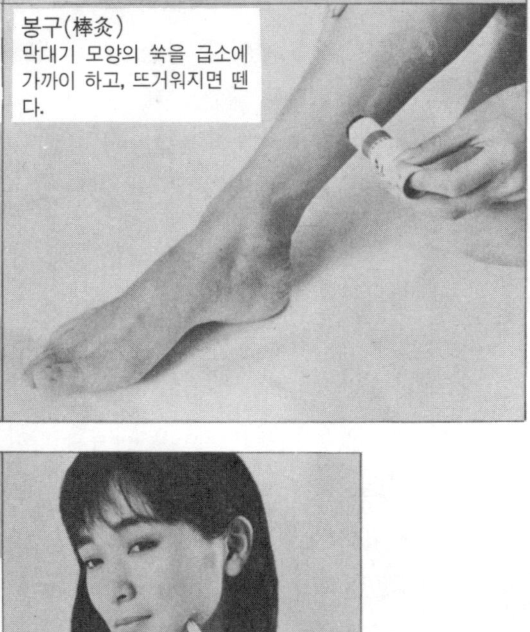

봉구(棒灸)
막대기 모양의 쑥을 급소에
가까이 하고, 뜨거워지면 뗀
다.

침의 여러가지

이쑤시개침
이쑤시개의 끝으로 찌른다.
가벼운 통증을 느낄 정도로
수초간 3~5회.

코밑을
찌르면
코막힘
에 효과가
있다.

집합침(集合針)
이쑤시개를 10~16개 고무밴
드로 묶어서

✱ 두통의 치료방법

두통을 완화시키는 목욕법

발 목욕법

한차례 목욕을 하면 피로와 스트레스가 날라간다는 것을 실감하고 있는 분들도 많을 것이다. 사실, 목욕하면 피로가 잘 풀린다. 그것과 동시에 두통을 제거하는 데에도 꽤 유효하다고 하는 것은 피부 전체에 기분 좋은 자극을 주기 때문에 부교감신경(副交感神經)의 기능을 높혀 느긋한 기분으로 유혹하기 때문이다. 또한 뇌를 비롯해 전신의 혈액순환이 좋아지기 때문에 피로를 제거해 준다.

그러므로 피로의 탓으로 두통이 생기고 있는 것은 아닌가하고 생각될 때에는 목욕을 하는게 어떨까. 스트레스의 해소와 함께 두통도 또한 편해질 것이다.

단, 지쳐있을 때에는 과도의 자극을 가하면 오히려 역효과를 초래하지 않는다고도 할 수 없다. 병이 무거운 사람에게 있어서는 목욕하는 일 자체가 피로의 원인이 되는 수도 있다. 목욕물의 온도는 대개 40~43도, '약간 미지근한가'라고 생각될 정도로 하며, 목욕 시간도 너무 길지 않게 3~5분 정도로 그치는 것이 좋을 것이다.

두통의 정도가 그다지 심하지 않으면 목욕시에 머리를 감고, 드라이어를 대어 정성껏 말려 준다. 머리 감는 일과 드라이어에 의한 마사지와 열자극의 두 가지 효과를 함께 얻을 수가 있다. 또한 전신욕이 아니라 발만을 따뜻이 해주는 것도 효과적이다.

'두한족열(頭寒足熱)'이라고 말했듯이 인간의 몸은 머리가 차갑고,

다리가 따뜻한 편이 건강한 것이지만, 두통을 일으킬 때는 거꾸로 머리가 뜨겁고, 다리가 차가운 일이 적지 않다. 다리 목욕을 하면 이것을 원래의 건강한 상태로 고쳐줄 수 있기 때문에 두통을 치료할 수도 있는 것이다.

다리 목욕

① 양동이에 42~45도의 뜨거운 물을 담는다.

② 장딴지부터 끝을 담는다.

③ 이렇게 하고 5~10분간 따뜻하게 해준다. 또한 물속에 생강을 넣어 '생강탕'으로 하면 한층 온열효과를 높힐 수가 있다.

교대욕(交代浴)

① 양동이를 2개 준비해서 한쪽 양동이에 42~45도 정도의 뜨거운 물을 넣고, 또 다른 것에는 15도 정도의 물을 넣어둔다.

② 다리를 뜨거운 물에 담그고, 10초 정도 지나면 이번에는 찬물의 양동이에 담근다. 다시 10초 정도 지나면, 다시 뜨거운 물쪽에 담그는데, 교대로 이것을 수회 반복한다.

이 방법은 다리 목욕에 비교해서 자극이 강해 젊은 사람용이다.

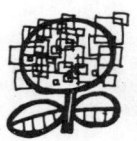

목욕은 약간 미지근한 물에서 3~5분. 족욕(足浴)이라면 약간 뜨거운 물에서 5~10분.

• 전신욕, 다리 목욕 •

드라이어로 따뜻하게해준다.
목욕시 머리를 감은 후,
두부에 드라이어의 열풍
을 댄다.

15도 정도의 물
10초 정도씩 교대로
발을 담근다.

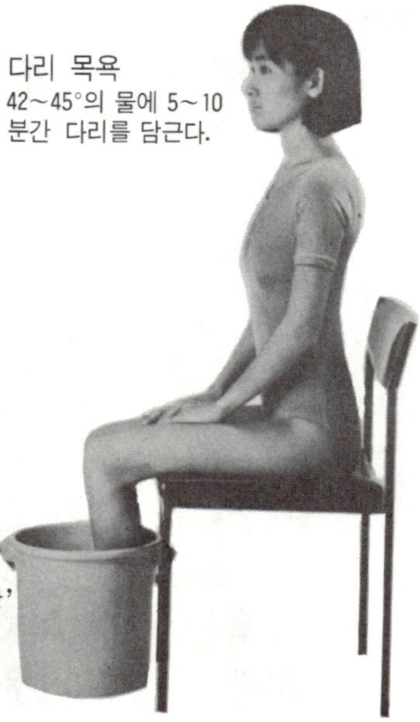

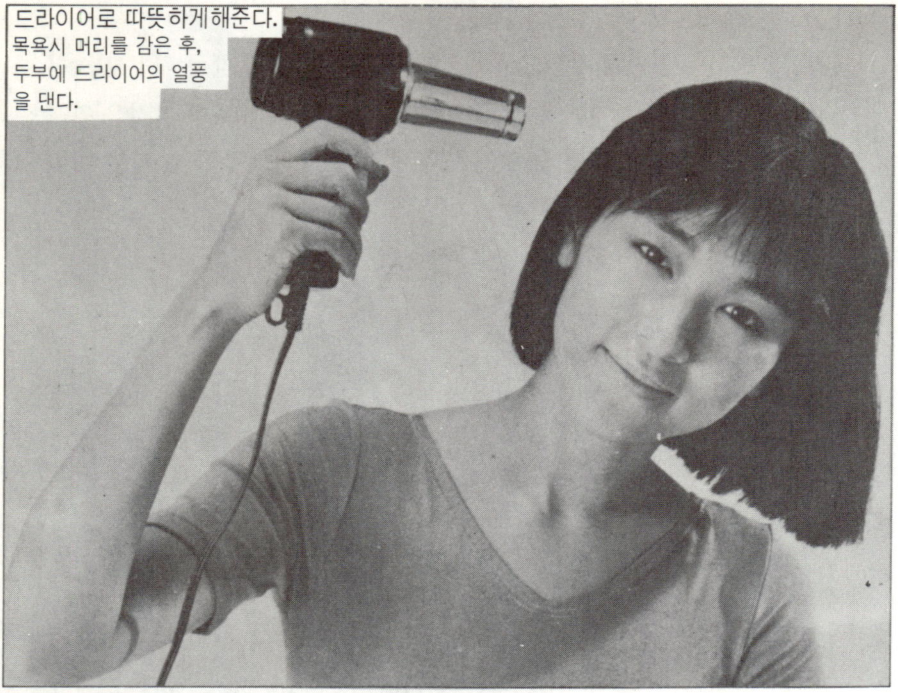

교대욕의 방법
양동이에 뜨거운 물과 찬물을
준비하고 교대로 발을 담근다.

다리 목욕
42～45°의 물에 5～10
분간 다리를 담근다.

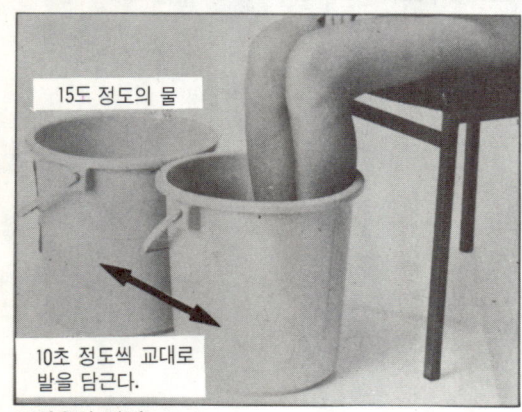

생강을 넣어서 '생강탕'
으로 하면 온열효과가
높아진다.

① 타입별 두통의 치료법

근수축성(筋收縮性) 두통

근수축성 두통은 말 그대로 두부 근육의 긴장 이상(수축) 때문에 일어난다. 두통의 상당 부분을 차지하고 있으며, 발병은 연령에 그다지 관계없다.

체질적인 것이라고도 말하지만, 일반적으로 신경질이며 매사에 과민 반응하는 사람에게 많이 올 수 있다. 또한 시기적으로도 시험공부나, 취직, 승진 등 갖가지 면에서 부담이 생길 때에 일어나기 쉬운 두통이다.

후두부, 측두부, 전두부, 머리 전체로 증상이 나타나는 부분은 각양각색이며 압박당하는 듯한 두통이 있는 것이 특징이다. 동시에 목줄기가 당기거나 어깨가 결리거나 한다. 미열을 동반하는 경우도 적지 않다.

여기에서는 '명천고(鳴天鼓)'라는 귀의 기관에 자극을 주는 방법을 소개하겠다. 이 '명천고'는 현기증을 동반하는 두통에 효과적이다.

단, 근수축성 두통의 원인은 심리적인 것이크기 때문에 일상의 사소한 일에 신경쓰지 않도록 한다.

시험중인 사람이나 중간관리직의 사람에게 '걱정하지 말라'고 하는 것도 무리한 이야기인지 모르겠지만 될수록 걱정을 하지 않는게 좋다. 적어도 두통일 때에 '어쩌면 뇌종양?'등이라고 극단적으로 생각하는 일은 없도록 한다.

명천고법

① 양귀에 집게손가락을 가볍게 집어넣는다.

② 엄지로 집게손가락을 가볍게 치듯이 튀긴다. 적당한 진동자극이 귀에 전해져 쾌감이 있을 것이다.

견정의 집합침(肩井의 集合針)

이쑤시개를 묶은 집합침의 뾰족한 쪽으로 견정을 자극한다.

손의 자극

① 손바닥을 서로 비빈다. 마사지의 효과를 얻을 수 있다.

② 또한 방법은 자유이지만 잘 문지르도록 해서 손에 자극을 주는 것도 좋은 방법이다.

③ 손바닥 전체를 마사지하면서 손바닥의 지압도 해준다.

손바닥에 있는 두통의 급소에는 노궁(勞宮), 소부(少府)가 있다. 노궁(勞宮)은 손바닥의 한가운데에 있다. 가운데손가락과 양손의 중앙에 해당되는 점이 이 급소의 위치이다. 지압을 하면 과로나 초조를 제거할 수가 있다. 소부(少府)는 손바닥의 한 가운데보다도 약간 새끼손가락 쪽, 약지손가락과 새끼손가락의 중간에 해당되는 곳에 있다.

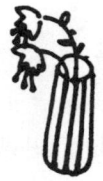

> **신경질인 사람에게 자주 볼 수 있는 두통. 급소를 자극해서 초조, 스트레스를 푼다.**

• 근수축성 두통의 치료법 •

명천고법
집게손가락을 귀에 집어넣고, 엄지손가락으로 집게손가락을 가볍게 치는 것처럼 한다.

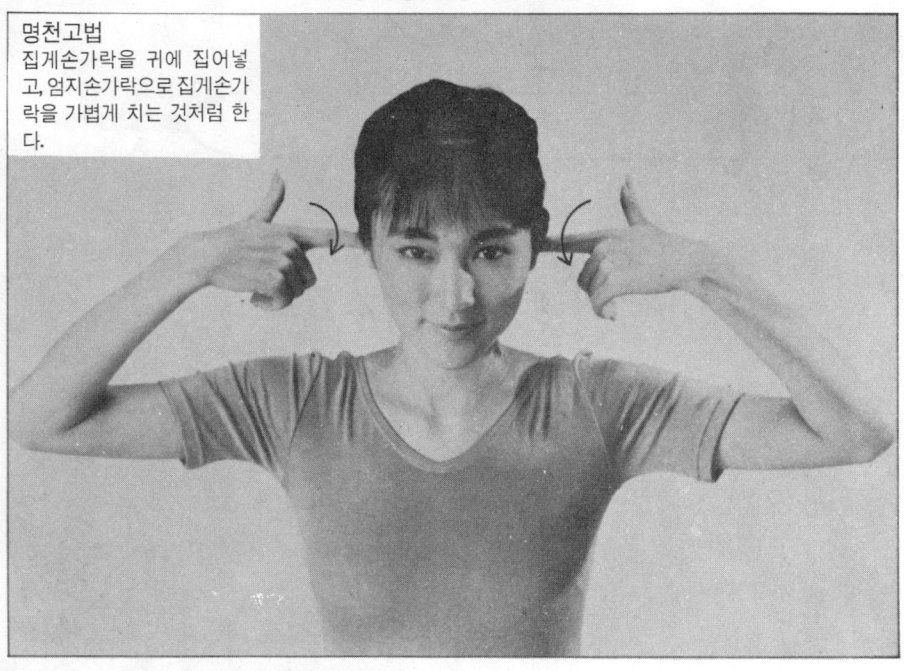

견정의 집합침
이쑤시개를 10~15개 고무밴드로 묶어서 어깨의 중앙에 있는 견정을 자극한다.

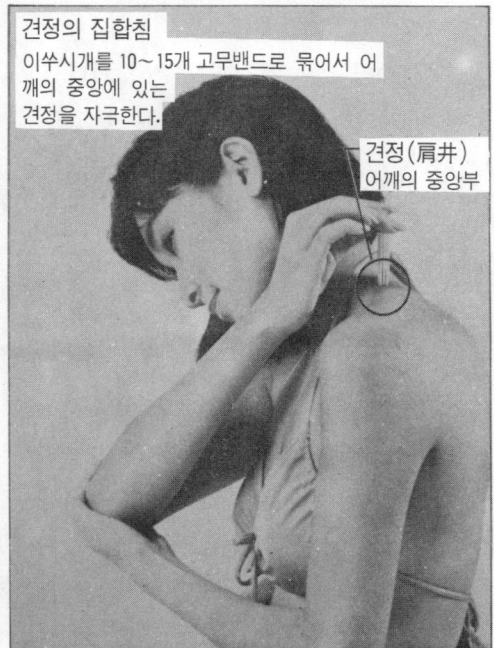

견정(肩井)
어깨의 중앙부

손의 급소지압
각각의 급소를
또 다른 손의 엄지로 자극한다.

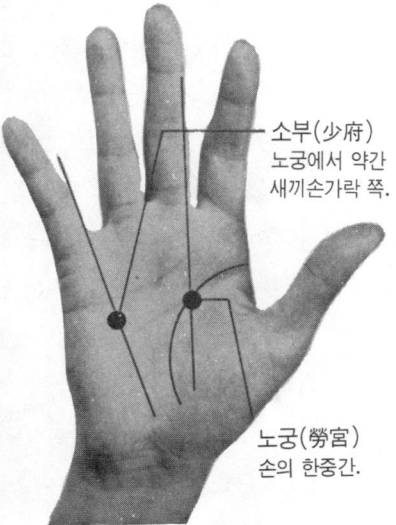

소부(少府)
노궁에서 약간
새끼손가락 쪽.

노궁(勞宮)
손의 한중간.

② 타입별 두통의 치료법

편두통(片頭痛)

만성두통 중에서 근수축성 두통과 함께 많은 것이 이 편두통이다.

편두통은 발작적으로 일어나는 두통으로 머리의 한쪽(특히 왼쪽이 많은 것 같다)이 욱신욱신 맥박치듯이 아프다. 통증은 머리의 한쪽만이 아니라 다른 장소로 퍼지는 경우도 있다. 편두통의 통증은 꽤 심하기 마련인데, 뇌 안의 상처가 있어서 일어나는 것은 아니다. 원인은 뇌의 혈관에 이상이 있고 뇌안의 혈액순환이 밸런스가 무너지는 일에 의해서 두통이 야기되고 있는 것이다.

이 두통은 습관성이 되기 쉬우며, 여성쪽이 많이 걸리기 쉬운 것같다. 특히 갱년기를 맞은 여성에게는 자주 발견된다.

편두통은 수시간 어느 일정한 시간을 두면 자연히 가라앉는데, 그 두통을 조금이라도 편히 하기 위해서는 급소지압을 행하는 것이 좋을 것이다. 또한 복부의 마사지도 아울러 해 준다.

또한 욱신욱신하는 박동성의 두통은 단순한 편두통이 아니라 경막하출혈과 같이 위험한 두통일 가능성도 없지는 않다. 요 몇 개월 사이에 머리를 맞은 기억이 있거나 욱신욱신하는 통증에 구토나 현기증을 동반할 때는 우선 전문의의 진단을 받는 편이 좋을 것이다.

머리와 다리의 지압

다음에 드는 급소를 각각 지압한다.

완골(完骨)

귀의 뒤에 있는 젖모양의 돌기에서 3cm 정도 후두부에 치우친 부분,

뼈가 패인 곳에 있는 급소이다.

두유(頭維)

관자놀이의 경사 뒤에 있다. 이마 각의 약간 외측(外側)에 해당된다. 급소는 머리만이 아니라 발에도 있다.

다리의 삼리(三里)

맞은편 정강이의 외측에 손가락을 미끄러뜨려 가서 잡히는 부분이 급소이다.

곤륜(崑崙)

바깥 복사뼈와 아킬레스건과의 한 중간에 있는 패인 곳. 지압만이 아니라 뜸(지열구 : 知熱灸)을 하는 것도 좋을 것이다.

복부의 마사지

반드시 누워서 배를 마사지한다.

포인트는 양손바닥을 겹쳐서 배꼽 중심을 시계 방향으로 둥글게 마사지해 가는 것이다. 너무 강하게 누르지 말고 천천히 하는 것이 요령. 배꼽을 중심으로 한 마사지의 동그라미는 처음에는 작게, 점점 크게 그려간다. 이것을 4~5바퀴 한다.

이 마사지와 더불어 양손을 엇갈려서 복부를 지압하는 것도 좋을 것이다.

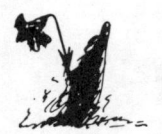

복부를 시계방향으로 마사지. 처음에는 작게, 조금씩 커다란 원을 그린다.

•편두통의 치료법•

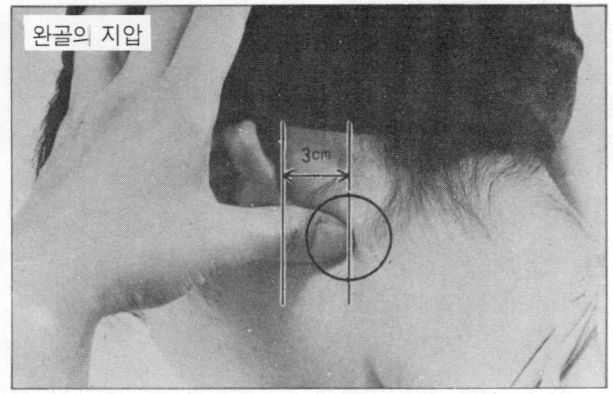

완골의 지압

3cm

완골(完骨)
귀뒤의 젖모양돌기보다
3cm정도 후두부.

두유의 지압

두유(頭維)
관자놀이의 경사뒤

편두통에 효과 있는 다리의 급소

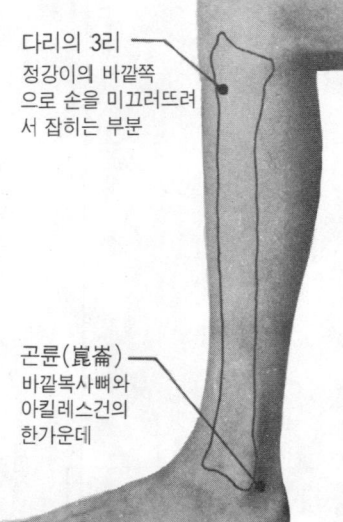

다리의 3리
정강이의 바깥쪽
으로 손을 미끄러뜨려
서 잡히는 부분

곤륜(崑崙)
바깥복사뼈와
아킬레스건의
한가운데

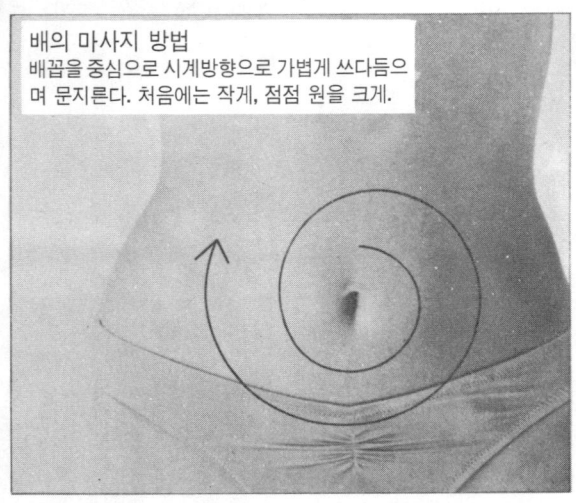

배의 마사지 방법
배꼽을 중심으로 시계방향으로 가볍게 쓰다듬으
며 문지른다. 처음에는 작게, 점점 원을 크게.

③ 타입별 두통의 치료법

생리 때의 두통

일반적으로 여성은 남성보다도 부정수소(不定愁訴)가 나타나기 쉬우며 생리 때가 되면 매번 두통을 일으키는 사람이 적지 않다. 아랫배에서 다리에 걸쳐 통증을 느끼거나 심할 때에는 웅크릴 정도의 통증으로 고생하는 경우도 있다.

또 평소 생리가 빨랐다 늦었다, 시기가 길었다 짧았다 하는 등 평소의 리듬이 깨질 때는 두통을 비롯해 어깨가 결리거나, 식욕부진이 되거나, 불면이나 다리가 차가울 때 허리의 통증 등이 일어나기 쉬운 것이다.

생리통은 마른형으로 신경질인 사람, 피부색이 나쁘고 냉증인 사람에게 많은 것 같다. 또 생리불순은 천성적인 체질에도 기인하지만, 생활의 무절제, 부자연스런 가정환경이 초래하고 있을 경우도 많으며 신경적인 증상이라고도 생각할 수 있다.

어느것이 되었든 생리시의 두통은 생리적인 리듬의 변화에 의해서 일어나는 것으로, 대부분의 경우 뇌내의 혈관의 조정이 제대로 되지 않기 때문에 욱신욱신하는 편두통과 같은 증상이 나타난다. 원인이 호르몬의 밸런스의 붕괴에 있기 때문에 두통에만 구애되지 말고 전신의 변조(變調)를 정비한다는 생각으로 하는 것이 좋을 것이다.

생리시의 부정수소에 잘 듣는 급소는 모든 곳에 있다. 복부라면 혼자서 마사지하거나 등의 급소라면 다른 사람에게 지압을 부탁하는 것도 좋다.

그외에 뜸도 좋은 방법이다. 엎드려서 차료(次骨髎)라고 하는 허리의 급소에 뜸을 해 보면 어떨까? 우선 엎드려서 가운데 손가락 크기의 쑥을 얹고 불을 붙인다. 그리고 뜨겁다고 느꼈으면, 쑥이 다 타기 전에 바꾼다. 이것을 좌우 5회 정도씩 반복한다. 후드에 막대모양의 쑥을 넣어서 급소에 눌러대는 방법과 온구(溫灸)를 이용하는 것도 효과적이다.

머리의 정수리에 있는 백회의 급소는 양손의 가운데 손가락을 겹쳐서 지압한다.

또 생리 때는 아랫배나 배, 다리의 안쪽에 걸쳐서 근육의 굳어짐이나 경련이 나타나기 쉬운 법이다. 배꼽의 양옆에서 다리의 안쪽, 엄지발가락 쪽에 걸쳐서의 근육은 충분히 마사지 해두자.

생리 때의 두통은 생리가 끝나면 자연히 가라앉게 마련이다. 다시 말하면 생리 때를 넘기면 통증도 잊어버리기 쉽다. 그런 만큼 평소의 건강관리를 소중히 해둔다. 차료(次髎) 뜸 등은 생리일이 아닌 중간에도 계속하거나 하면 두통을 훨씬 편하게 해결 할 수 있다.

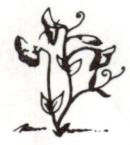

배나 하복부를 마사지해서 응어리를 풀고, 등의 급소에 지압이나 뜸을

•생리시의 두통의 치료법 •

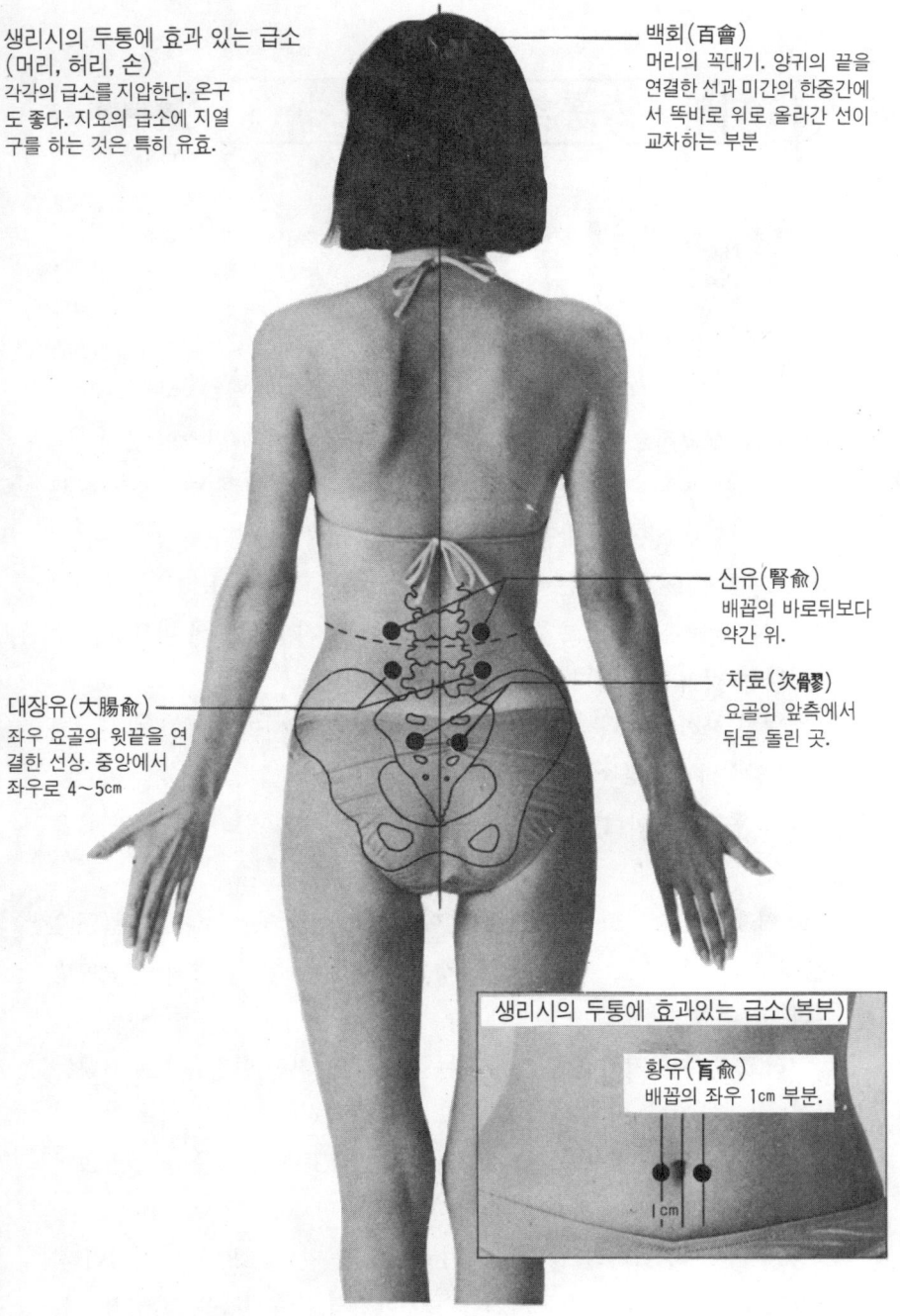

생리시의 두통에 효과 있는 급소
(머리, 허리, 손)
각각의 급소를 지압한다. 온구
도 좋다. 지요의 급소에 지열
구를 하는 것은 특히 유효.

백회(百會)
머리의 꼭대기. 양귀의 끝을
연결한 선과 미간의 한중간에
서 똑바로 위로 올라간 선이
교차하는 부분

신유(腎兪)
배꼽의 바로뒤보다
약간 위.

차료(次髎)
요골의 앞측에서
뒤로 돌린 곳.

대장유(大腸兪)
좌우 요골의 윗끝을 연
결한 선상. 중앙에서
좌우로 4~5cm

생리시의 두통에 효과있는 급소(복부)

황유(肓兪)
배꼽의 좌우 1cm 부분.

1cm

④ 타입별 두통의 치료법

갱년기의 두통

갱년기라는 것은 여성이 폐경기를 맞기 전후를 말한다. 여성의 일생 중에서도 생리적으로 크게 변화하는 시기로, 호르몬 밸런스의 붕괴에서 여러가지 다양한 부정추소가 나타나기 쉽게 된다. 연령으로 말하면 45~55세 정도로, 증상은 개인에 따라서 각각 다르며 어깨나 가슴의 두근거림, 호흡곤란을 호소하는 사람이 있는가 하면, 자주 히스테리 증상이 나타나는 사람도 있다. 그 중에서도 4, 5명에 한 사람 정도의 비율로 자주 나타나는 것이 두통이다.

갱년기 장해의 하나로 두통이 일어났다면, 우선 머리 전체를 마사지해 보자. 양손바닥으로 이마에서 후두부에 걸쳐서 쓰다듬거나 손가락으로 가볍게 두드리듯이 한다. 이것을 5회 정도씩 아침, 저녁 반복하면 좋을 것이다.

또 이제부터 소개하는 후정(後頂)이라는 급소의 지압이나 3음교(三陰交)를 자극하는 체조(급소체조)도 갱년기의 두통에 아주 효과 있는 방법이다.

그리고 또하나 기억해 두기 바라는 것은 정신적인 안정을 도모한다는 것이다. '갱년기다. 이제 젊지 않다'고 풀이 죽어서는 장해는 더욱 악화되어 버린다. 취미 등에 눈을 돌려 '즐거워 죽겠다'는 안심감을 갖으면 그것만으로도 갱년기 때의 두통은 상당히 가벼워질 것이다.

갱년기는 여성이라면 반드시 거치지 않으면 안되는 일대 변혁기이다. 그리고 이 갱년기를 어떻게 넘기는가가 여성의 노후건강을 크게 좌우한다. 그런 만큼, 약에 기대지 않는 건강법을 명심해주기 바라는 것이다.

후정(後頂)의 지압

양손의 엄지를 겹쳐서 머리의 정수리에서 약간 후두부 쪽에 있는 후정의 급소를 지압한다. 뇌하수체를 간접적으로 자극해 내분비의 기능을 강화, 호르몬의 밸런스를 조절하는 등 갱년기의 부정추소에 효과가 있는 급소이다.

3음교(三陰交) · 책상다리를 하고 앞으로 굽히기

① 좌우의 발바닥을 붙이고, 뒤꿈치가 될 수 있는 한 몸에 붙도록 하고 앉는다.

② 양손의 엄지를 각각 안쪽 복사뼈의 위에 있는 3음교의 급소에 댄다.

③ 숨을 내쉬면서 엄지로 지압하고 될 수 있는 한 바닥에 접근하도록 한다.

④ 숨을 들이마쉬면서 원래의 자세로 돌아오며, 이상을 수회 반복한다.

이 시기는 안쪽 허벅지에 당김이나 통증을 느끼는 일이 자주 있는데, 이 체조에는 그러한 증상을 가볍게 하는 효과도 있다.

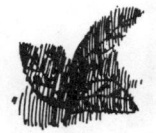

다리를 문지르거나 가볍게 두드린다. 호르몬의 밸런스를 조절하는 급소자극도.

• 갱년기장해에서 오는 두통의 치료법 •

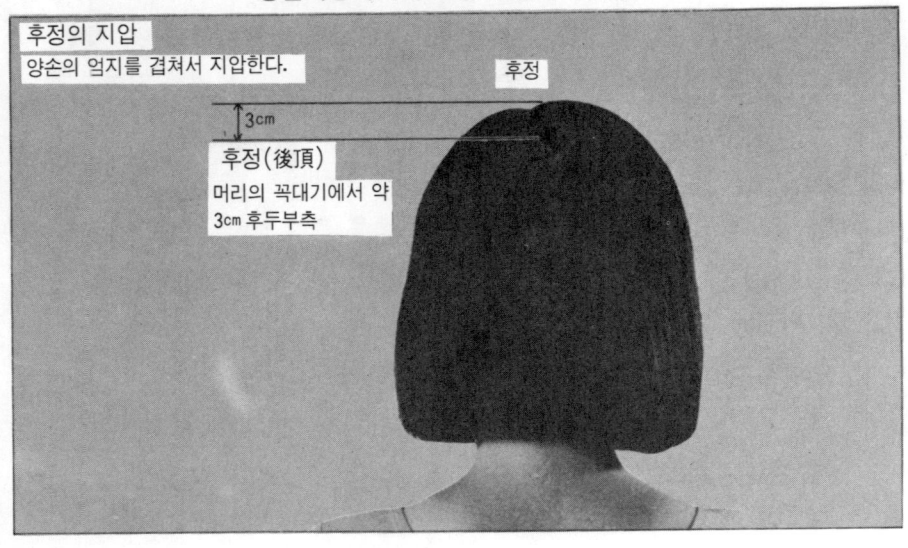

후정의 지압
양손의 엄지를 겹쳐서 지압한다.

후정

3cm

후정(後頂)
머리의 꼭대기에서 약
3cm 후두부측

삼음교 · 책상다리 하고 앞으로 굽히기

발바닥을 붙이고, 뒤꿈치가
될 수 있는 한 몸에 붙도록 앉는다.

숨을 내쉬면서 상체를 앞
으로 굽히고, 급소를
지압한다.

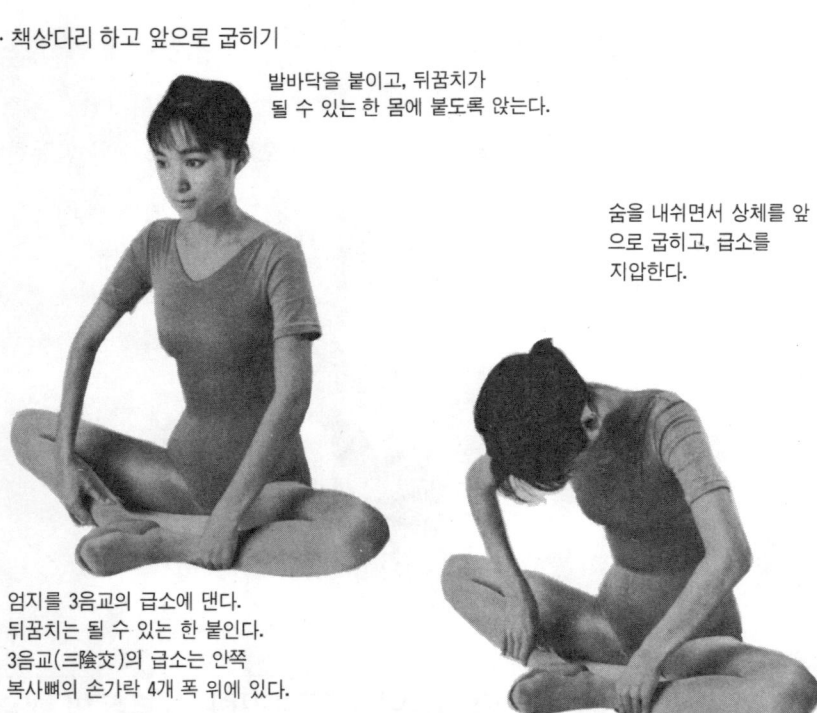

엄지를 3음교의 급소에 댄다.
뒤꿈치는 될 수 있는 한 붙인다.
3음교(三陰交)의 급소는 안쪽
복사뼈의 손가락 4개 폭 위에 있다.

무릎도 될 수 있으면 바닥에 가까이 한다.

⑤ 타입별 두통의 치료법

현기증, 귀울림을 동반하는 두통

현기증, 이명(二鳴)은 기본적으로는 전혀 다른 것이지만 그 증상은 함께 나타나는 경우가 많은 것 같다.

현기증에는 왠지 몸이 떨리기도 하고 눈 앞이 아득히 멀어지는 듯한 증상, 소위 앉았다 일어날 때 생기는 증상과 몸 주변의 물건이 빙글빙글 도는 회전성 현기증이 있다. 빈혈 등으로 일어나는 현기증은 전자에 해당되고, 후자는 최근 '메니엘 증후군'이라고 불리우는 증상으로, 계속 늘고 있다.

메니엘 증후군은 회전성 현기증을 주된 증상으로 하고, 여기에 두통, 어깨나 목의 통증, 이명, 난청(難廳) 등이 동반된다. 원인은 분명치 않지만 스트레스가 과도한 사람들에게서 볼 수 있고, 일종의 자율신경 실조증이라고 일컬어지고 있다.

또한 이명은 불면이 계속되었을 때나 갱년기에서도 나타나기 쉬운 증상이다.

단, 여기에서 주의해야 할 것은 현기증을 동반하는 두통은 뇌염이나 뇌를 심하게 다쳤을 때 등에도 일어나는 것이다. 결코 경시해서는 안된다.

걱정될 정도이면 신경 내과 등 전문의를 찾는 편이 좋을 것이다. 특히 현기증, 이명에 두통, 구토가 가해진 경우는 우선 진단을 받자. 귓병으로 현기증이 일어나는 경우도 있으므로 짐작 가는 것이 있으면 이비인후과를 찾도록 한다. 여기에서 소개한 지압이나 뜸이 효과가 있는 것은 피로나 갱년기 장해의 증상으로 현기증, 이명을 동반하는 두통이 일어났을 경우이다.

이 현기증이나 이명을 동반하는 두통은 대부분의 경우, 머리 전체 보다도 좌우 측두부(側頭部)가 아프다. 현기증이 일어나는 것은 평형 감각(平衡感覺)에 이상이 있다는 것이므로 귀의 삼반규관(三半規管)을 자극하는 방법 즉, 귀 앞에 있는 청궁(聽宮)이라는 급소를 지압하기도 하고 귀 주변을 마사지해 보기 바란다. 근수축성 두통(筋收縮性頭痛)에서 소개하는 명천고(鳴天鼓)도 현기증이나 두통을 편하게 한다.

청궁(廳宮)의 지압

귀 앞의 부드러운 돌기 바로 앞에 있다. 이 급소를 가운데손가락으로 지탱하고 지압한다. 귀 주변을 앞에서부터 원을 그리듯이 마사지한다.

태계(太谿)의 자극

안쪽 복사뼈 바로 뒤에 있는 태계에 뜸을 한다. 가운데손가락 크기의 약쑥을 급소에 얹어 불을 붙이고 뜨거워지면 내린다. 뜸 대신에 수초씩 강하게 지압해도 효과가 있다.

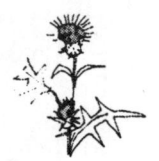

귀 주변을 문지르거나 주무른다. 귀 바로 앞에 있는 급소를 지압해도 좋다.

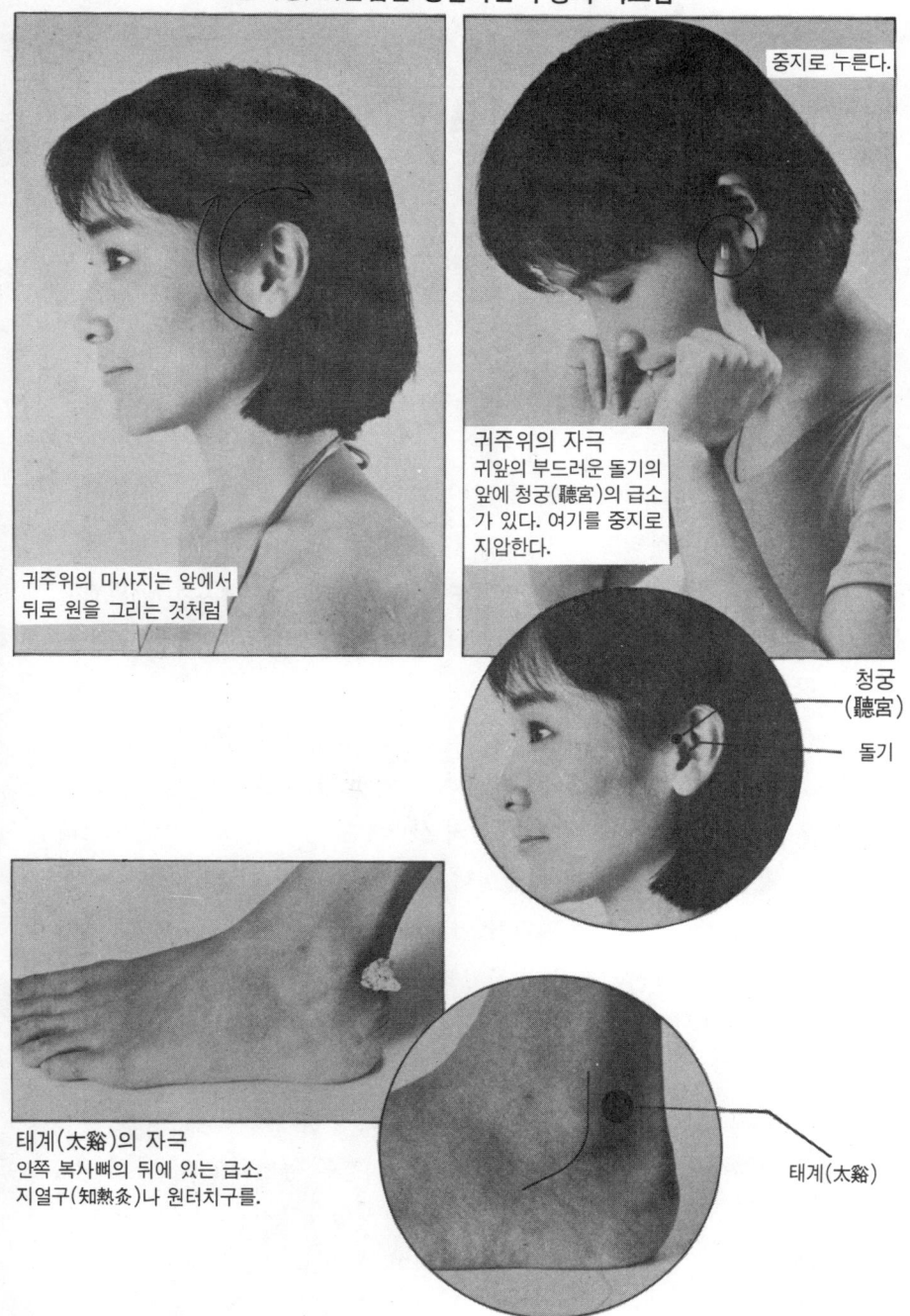

중지로 누른다.

귀주위의 자극
귀앞의 부드러운 돌기의
앞에 청궁(聽宮)의 급소
가 있다. 여기를 중지로
지압한다.

귀주위의 마사지는 앞에서
뒤로 원을 그리는 것처럼

청궁
(聽宮)

돌기

태계(太谿)의 자극
안쪽 복사뼈의 뒤에 있는 급소.
지열구(知熱灸)나 원터치구를.

태계(太谿)

⑥ 타입별 두통의 치료법

불면을 동반하는 두통

불면증이라는 것은 제대로 잠들지 못하며 잠을 자더라도 대수롭지 않은 일로 자주 잠을 깨서 숙면할 수 없는 증상을 말한다.

그러나 '요즈음, 계속 잘 수 없어서…'라고 괴로워 하는 사람이라도 결코 며칠간씩 한잠도 못자는 상태가 계속되는 것은 아니다. 뇌세포도 피로하면 휴식이 필요하기 때문에 어딘가에서 반드시 자고 있기 마련인 것이다. 밤에 잠들 수 없다고 고민하면서 꾸벅꾸벅하고 앉아서 졸고 있는 사람이 결코 적지 않다.

이러한 사람은 잠잘 수 없다고 고민하면 할수록 오히려 신경을 써서 초조가 생기고, 점점 잠을 잘 수 없게 되어 버리기 쉽다.

두통과 불면은 신경질적인 성격의 사람에게 많으며, 고민이나 스트레스를 많이 쌓아두기 때문에 일어나기 쉬운 것이다. 이 두 가지 증상이 동시에 일어났을 경우는 머리가 아파서 잘 수 없으며, 잘 수 없으니까 점점 머리가 아파지는 식의 악순환에 빠지기 쉽다. 또 치통 등으로 잠을 잘 수 없을 때도 그 통증과 초조에서 오는 두통이 일어나는 수가 흔히 있다.

불면증을 고치는 가장 좋은 방법은 걱정하지 않는 일이다. 이것이야말로 가장 어려운 방법인지도 모르겠지만, 치통을 동반하고 있는 경우는, 즉효(即效)인 급소지압(P 80~81)등을 시험하고, 다음엔 잘 수 없는 것에 전전긍긍하지 말것. '자지 않는 편이 시간을 유효하게 쓸 수 있어 오히려 좋다'라고 마음먹는 편이 편안한 잠에 빠져들 수 있을 것이다.

불면의 원인은 소음이나 진동 등 환경의 악화도 있지만, 대부분의 경우, 정신적인 흥분이 원인이다. 그렇기 때문에 두통도 일어나는 것이다.

최근에는 젊은 사람이라도 두통을 동반하는 불면으로 고민하는 사람이 많은 것 같은데, 그러한 사람은 항진된 신경을 진정시키는 급소지압을 시험해 본다. 매일 적당한 운동을 하고, 자기 전에 지압을 하면 한층 효과가 기대된다.

거궐(巨闕)·앞으로 굽히기＋단중(膻中)·가슴 돌리기

① 정좌한다.

② 양손의 가운데손가락을 겹쳐 명치의 약간 아래에 있는 거궐(巨闕)의 급소에 댄다.

③ 숨을 내쉬면서 앞으로 굽히고, 지압한다.

④ 다음에 양손의 가운데손가락을 가슴의 사이에 있는 단중의 급소에 댄다.

⑤ 숨을 들이마 쉬면서 크게 가슴을 돌려 지압한다.

이상을 수회 반복한다.

걱정하는 것이 가장 나쁘다. 걱정하지 말고, 자기전에 신경을 가라앉히는 지압을.

• 불면을 동반하는 두통 치료법 •

거궐(巨闕)·앞으로 굽히기＋단중(膻中)·
가슴 젖히기

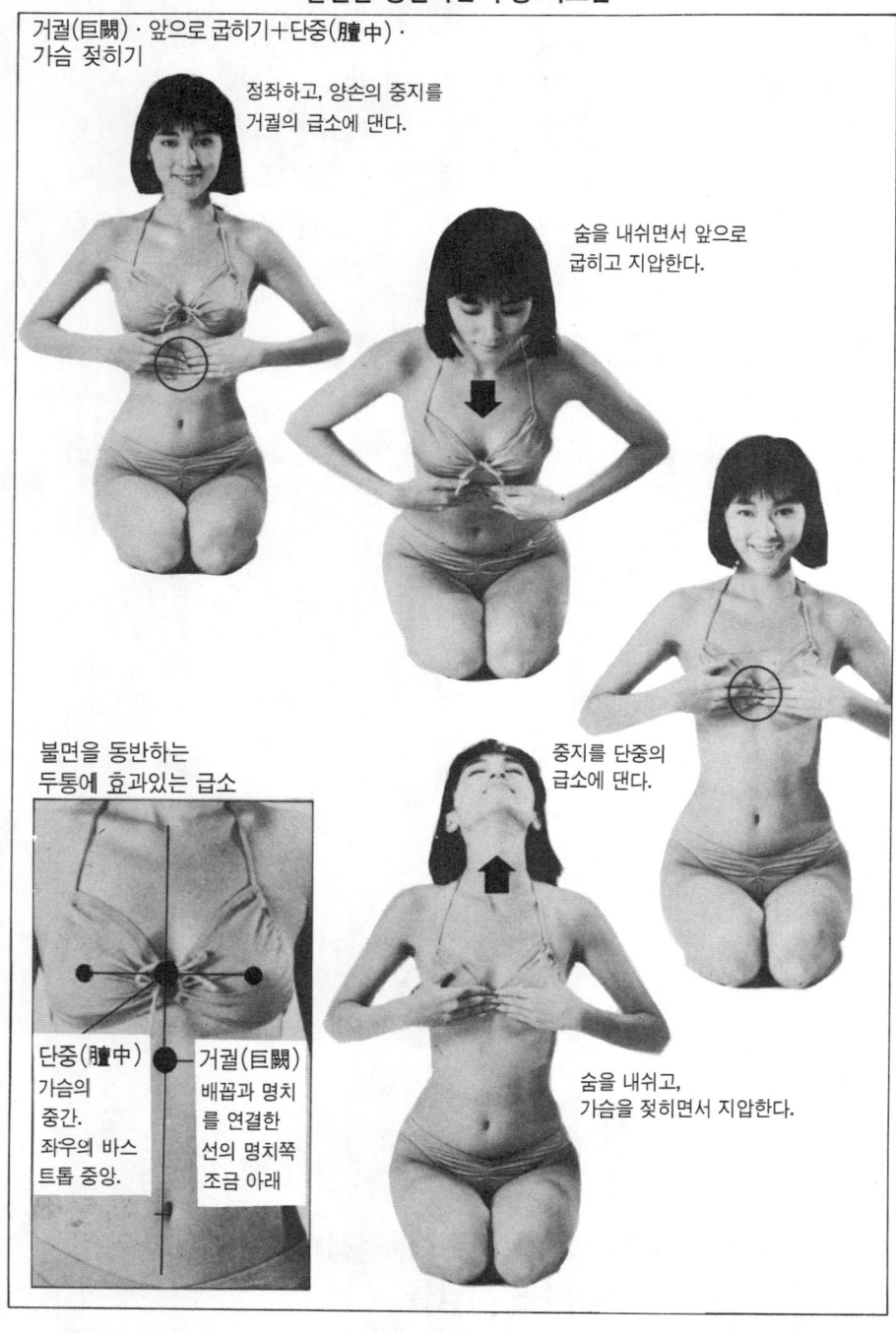

정좌하고, 양손의 중지를
거궐의 급소에 댄다.

숨을 내쉬면서 앞으로
굽히고 지압한다.

불면을 동반하는
두통에 효과있는 급소

중지를 단중의
급소에 댄다.

단중(膻中)
가슴의
중간.
좌우의 바스
트톱 중앙.

거궐(巨闕)
배꼽과 명치
를 연결한
선의 명치쪽
조금 아래

숨을 내쉬고,
가슴을 젖히면서 지압한다.

⑦ 타입별 두통의 치료법

고혈압을 동반하는 두통

고혈압은 일반적으로는 최고 혈압이 150㎜Hg 이상, 최저혈압이 95 ㎜Hg 이상일 때라고 한다.

원인은 정신적인 스트레스에서 생기는 경우, 또한 연령이 높아짐에 따라서 혈관의 탄력을 잃어버리기 때문에 혈압이 높아지는 경우 등 여러 가지이다.

고혈압을 동반하는 두통은 욱신욱신하는 통증이 아니라 머리 전체, 특히 후두부가 무언가에 부딪친 듯이 무겁게 느껴지는 것이 특징이다. 마사지나 지압이 효과가 있는 것은, 정신적인 스트레스가 원인인 고혈압 에 동반하는 두통으로, 부종이나 요통, 피부가 검어지며, 나른함 등이 보이는 경우는 신장병일 염려가 있으므로 빨리 전문의에게 진찰받아야 할 것이다.

또한 혈압치가 변동하기 쉬운 사람은 평소부터 갑자기 뜨거운 탕 속에 들어가거나 심하게 흥분하는 일이 없도록 명심해 둔다. 추울 때에 따뜻한 방에 있다가 얇은 옷을 입고 밖에 나가거나 하는 일은 피하자. 식사도 너무 염분을 많이 섭취하지 않도록 주의하자.

천추(天樞) 앞으로 굽히기 · 인영(人迎) 뒤로 젖히기

① 정좌한다.

② 양손의 가운데손가락을 배꼽의 양옆에 있는 천추의 급소에 댄다. 천천히 크게 숨을 내쉬면서 앞으로 굽히고 급소를 지압한다.

③ 원상태로 돌아온다.

82

④ 다음에 목젖의 외측, 바로 동맥을 느끼는 부분에 있는 인영의 급소에 대고 숨을 들이마쉬면서 지압하고,상체를 활모양으로 한 뒤목을뒤로 젖힌다.

⑤ 원상태로 돌아온다.

이상을 수회 반복한다.

목 뒤쪽의 마사지

① 마사지를 행하는 사람은 받는 사람의 뒤에서 무릎을 세우고 앉는다.

② 왼손으로 이마를 가볍게 받치고, 머리를 고정시켜 왼손바닥으로 후두부의 머리카락이 난 부분의 끝에서 목이 시작되는 부분까지를 마사지 한다.

이것을 3~4회 반복한다.

왼쪽의 목줄기는 오른손으로 이마를 받치고, 왼손바닥으로 한다.

흉쇄유돌근(胸鎖乳突筋)의 마사지

① 마사지를 하는 사람은 왼손으로 이마를 받치고, 목의 옆을 비스듬히 달리는 근육(귀밑에서 가슴뼈에 이르는 흉쇄유돌근)을 4~5군데로 나누어 2개의 손가락으로 잡듯이 마사지 한다.

② 똑같은 방법으로 반대쪽에도 행한다.

이상을 3~4회 반복한다.

마사지를 받는 사람은 얼굴을 약간 왼쪽으로 향하고, 머리를 오른쪽으로 기울이면 이근육이 손에 잘 닿아 마사지 효과가 증대된다. 반대쪽을 문지를 때에도 마찬가지이다.

목젖의 외측을 비스듬히 달리는 근육을 마사지, 그 근처의 급소도 누른다.

• 고혈압에 동반되는 두통의 치료법 •

천추(天樞)앞으로 굽히기 · 인영(人迎) 뒤로 젖히는 체조

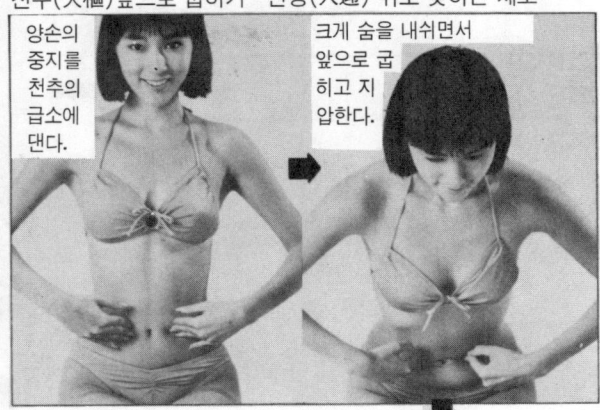

양손의 중지를 천추의 급소에 댄다.

크게 숨을 내쉬면서 앞으로 굽히고 지압한다.

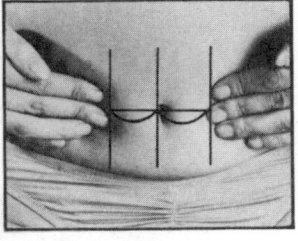

천추(天樞)
배꼽의 양옆 5~6cm부분에 있다.

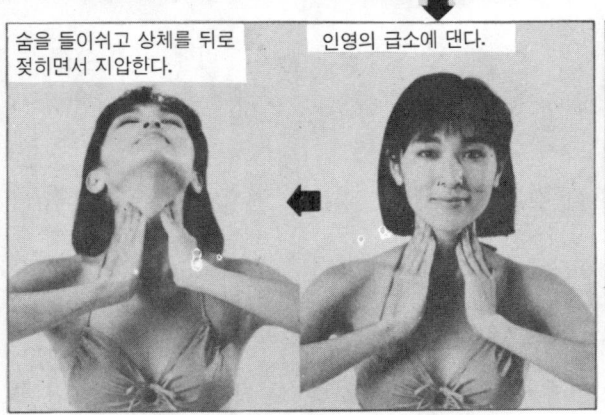

숨을 들이쉬고 상체를 뒤로 젖히면서 지압한다.

인영의 급소에 댄다.

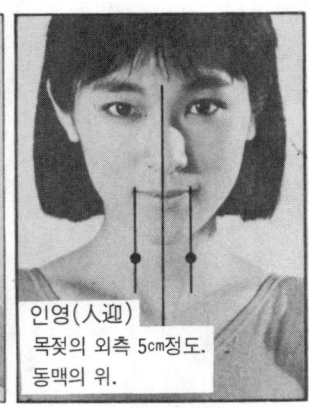

인영(人迎)
목젖의 외측 5cm정도.
동맥의 위.

목줄기의 마사지

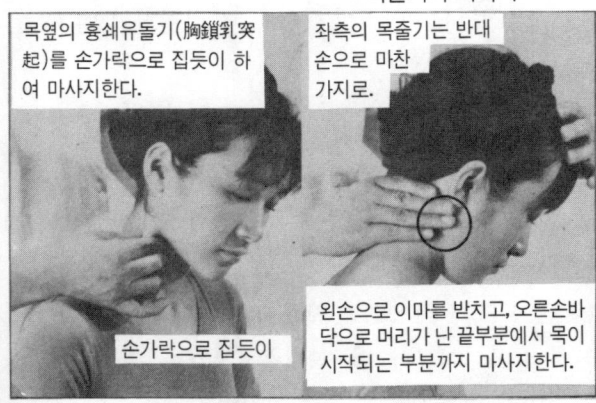

목옆의 흉쇄유돌기(胸鎖乳突起)를 손가락으로 집듯이 하여 마사지한다.

손가락으로 집듯이

좌측의 목줄기는 반대손으로 마찬가지로.

왼손으로 이마를 받치고, 오른손바닥으로 머리가 난 끝부분에서 목이 시작되는 부분까지 마사지한다.

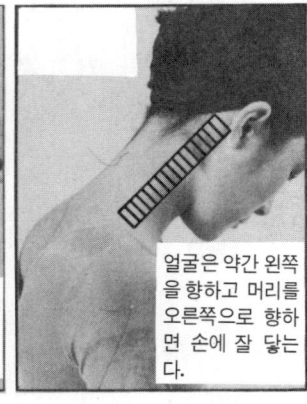

얼굴은 약간 왼쪽을 향하고 머리를 오른쪽으로 향하면 손에 잘 닿는다.

⑧ 타입별 두통의 치료법

신경통에서 오는 두통

신경통에서 오는 두통은 후두신경통과 안면의 신경통(3차신경통)으로 크게 나눌 수 있다.

후두신경통은 후두부의 머리가 난 끝부분에서 정수리에 걸쳐 혹은 귀 위에 걸쳐서 발작적으로 통증이 오는 것으로, 머리를 만지는 것만으로도 따끔따끔하다.차가움이나 과로가 원인으로 일어나는 데,때때로 경추(頸椎)의 이상에서 오는 것이 있으며, 이 경우는 좀처럼 낫기 어려운 것이다.

후두신경통이 일어났다면 우선, 두부의 마사지를 시험해 본다. 정수리에서 후두부로, 귀앞 윗부분에서 뒤에 걸쳐서,후두부에서 머리가 난 끝부분을 따라서 하는 식으로 손가락으로 마사지한다. '쓰다듬고 , 주무르며 또 쓰다듬어서'가 마사지의 요령이다.

한편 삼차신경통은 두부라기 보다는 안면이 아프고, 신경질적인 여성에게서 많이 볼 수 있다.

이 신경통도 발작적으로 일어나는 수가 많으며, 심신이 함께 피로해 있을 때나, 아침에 일어나자마자 차가운 바람을 쏘이거나 했을 때는 주의를 요한다. 발작적인 통증과 함께 피부가 따끔따끔하거나 눈물이 나오거나 하는 일도 있다.

삼차신경통이 일어났다면 이마를 옆으로 문지르거나 눈에서 턱이나, 귀에서 턱을 향해 볼의 부분을 마사지한다. 얼굴의 어느 부분이 아픈지를 확인해서 각각의 신경을 따라서 마사지하면 좋을 것이다 (P. 41~42 참조), 또한 이 안면 마사지는 미리 손을 따뜻이 하고 나서 행한다. 통증이 심할 때는 마사지도 좀더 꼼꼼히 하는 것이 좋을 것이다.

단, 안면이 아플 때에는 가슴 속의 염증에 의한 중추성 신경통이 일어나는 일도 생각할 수 있다.

통증 외에 발열이 있거나 현기증을 동반하는 경우는 반드시 의사의 진단을 받는다.

다음에 드는 완골(完骨)의 지압은 후두신경통에도, 3차신경통에도 효과가 있다.

완골(完骨)·목 옆으로 돌리기

① 정좌한다.

② 머리의 뒤에 손을 끼고, 양손의 엄지를 귀 뒤에 있는 완골의 급소에 댄다.

③ 숨을 들이쉬면서 왼쪽으로 목을 돌리고, 동시에 오른손으로 머리를 왼쪽으로 누르며 왼손 엄지손가락으로 급소를 지압한다.

④ 숨을 조용히 내쉬면서 원상태로 돌아온다.

⑤ 우측의 급소도 마찬가지로 지압한다. 숨을 들이쉬면서 머리를 옆으로 돌려 지압하며, 숨을 내쉬면서 원상태로 돌아온다.

이것을 수회 반복한다.

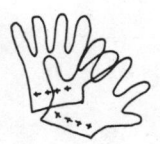

머리꼭대기에서 후두부에 걸쳐서 문지르고, 쓰다듬는 일을 반복한다. 급소지압도.

•신경통에서 오는 두통의 치료법•

숨을 들이쉬면서
우로 고개를 돌려
오른손으로 오른손
급소를 지압한다.

숨을 들이쉬면서
고개를 좌로 굽히
고, 왼손으로 왼쪽
급소를 지압한다.

완골(完骨)·목 옆으로 돌리기
머리의 뒤로 손을 끼우는 듯이
해서 엄지를 귀 뒤의 완골의 급소
에 댄다.

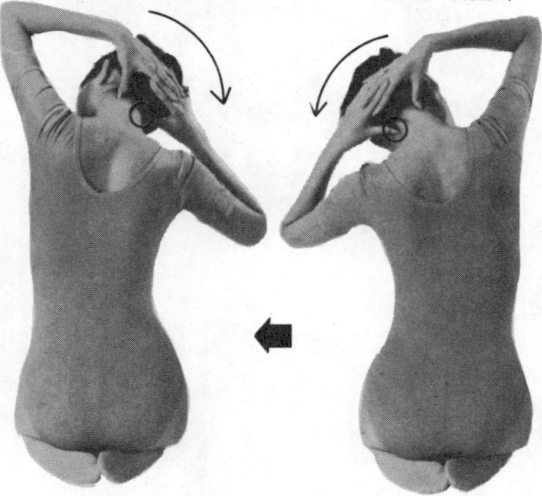
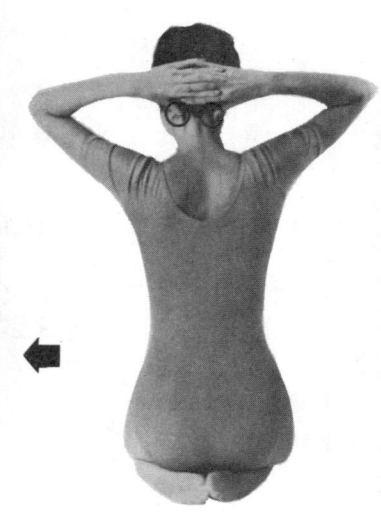

마사지하는 방향과 장소

이마는 중앙에서
바깥쪽을 향해서

눈밑은 중앙에서
눈꼬리를 향해서

코의 옆은 주름을 따라서
위에서 아래로

입언저리는 중앙에서
바깥쪽으로

턱은 중앙 아래에서
쓸어올리듯이

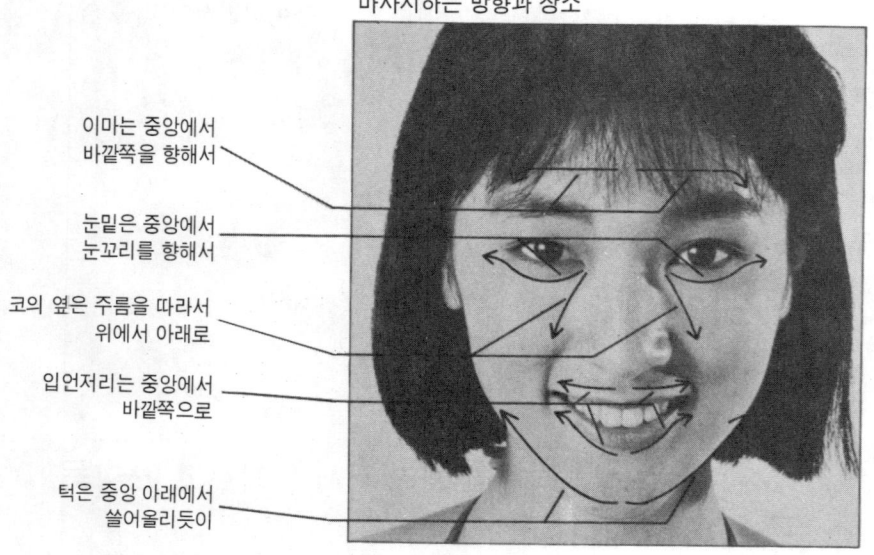

9 타입별 두통의 치료법

치통에 의한 두통
숙취 때의 두통

두통에는 치통과 같은 다른 통증에서 파생되어 오는 것이 있다.

충치나 치조농루(齒槽膿漏)에서 통증이 오는 경우는 지압으로 일시적 치통이나 두통을 가라앉힐 수가 있다. 단, 이것은 응급처치이고, 원인을 제거하기 위해서는 전문의의 치료가 필요한 것은 말할 필요도 없다.

이렇다 할 병이 없어도 피로가 쌓여 치통을 일으키고, 나아가서는 두통까지도 야기시켜 버리는 경우도 있다. 이 때는 이가 들뜨는 것처럼 아프므로 지압으로 즉각 없애고 푹 쉰다.

그밖에 병은 아니지만 숙취로 두통을 일으킬 때도 있다. 머리가 쪼개질 듯이 아프며, 동시에 구토나 목, 어깨결림이 수반되고 위장이 무겁게 느껴지거나 한다.

숙취는 급성위염을 일으킨 상태에 있는 것과 동시에 정신적인 피로도 겹쳐져 신경의 밸런스도 무너지고 있는 것이다. 아침에 목욕을 하고, 엽차나 보리차를 마셔서 다음과 같은 방법을 취한다.

우선, 반듯이 누워 복부의 마사지를 한다. 이것으로 위의 불쾌증상이 완화된다.

또한 정신적인 초조를 제거하기에는 천주(天柱)의 지압이 효과적이다.

경험한 적이 있는 사람은 금방 알 수 있듯이 숙취의 증상은 꽤 괴로운 것인데, 일단 고통이 지나가 버리면 금방 그 고통을 잊어버리는 것도 또한 이 숙취의 특징이다. 그러나 숙취에 의한 두통은 본인의 자각이 있으면 미연에 방지할 수가 있다. 알콜을 마셨으면 엽차나 보리차를 충분히 마실 것. 또한 알콜을 분해하는 간장의 기능을 좋게 하기 위해서도 질이 좋은 단백질을 안주로 섭취할 것을 권한다. 수면도 충분히 취하도록 명심한다.

치통에서 오는 두통의 치료법

대영(大迎)의 지압

양손의 엄지를 턱의 외측각에 있는 대영에 대고 손가락을 밀어올리듯이 하며 지압한다. 아랫니의 통증에서 오는 두통을 없애는 데에 유효하다.

하관(下關)의 지압

한편 윗니의 통증에서 오는 통증이라면 지압을 한다. 양손의 엄지를 볼뼈의 밑에 있는 하관의 급소에 대고, 손가락을 밀어올리듯이 하며 지압한다. 이때 고개를 앞으로 굽히면 지압하기 쉬울 것이다.

숙취의 두통에 효과가 있는 천주의 지압

양손을 머리 뒤에 깍지끼고 급소를 지압한다.

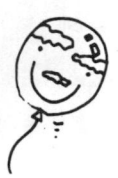

치통이라면 아랫턱의 각과 볼뼈밑의 급소, 숙취라면 후두부의 급소를 누른다.

• 치통이나 숙취에 의한 두통 치료법 •

치통에서 오는 두통

대영의 지압
엄지를 급소에 대고,
밀어 올리듯이

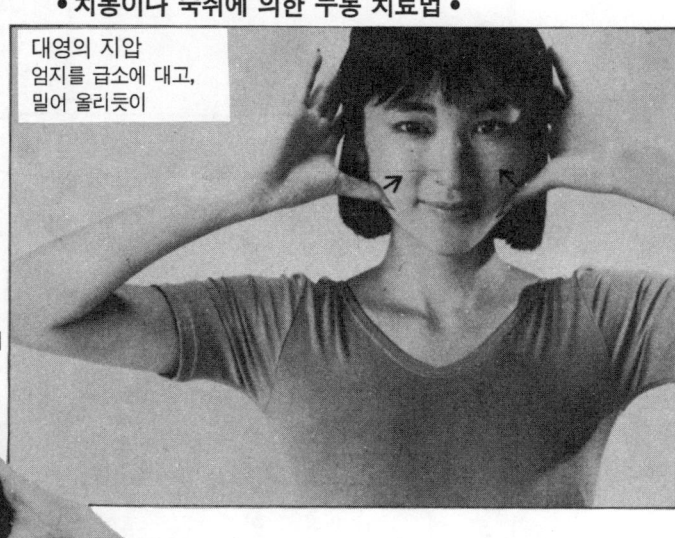

하관의 지압
엄지를 급소에 대고,
고개를 굽히면서
손가락을 밀어올리듯이 하며
누른다.

하관(下關)
볼뼈의 아래에 있다.

대영(大迎)
아랫턱의 바깥쪽에 있다.

숙취의 두통에 효과 있는 천주의 지압
양손을 머리 뒤로 하고, 천주를
지압한다.

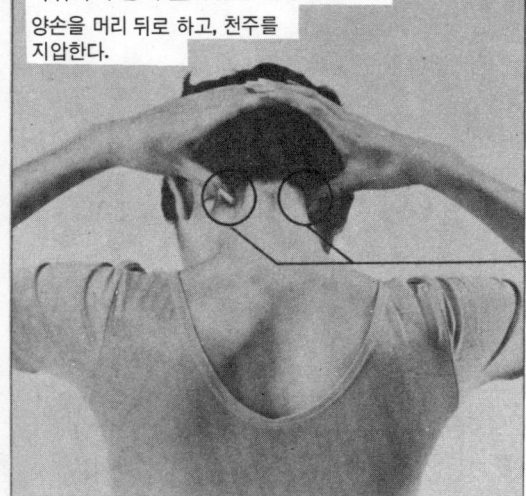

천주(天柱)
양손을 맞대서 엄지가 닿는 부분.

✱ 선택 요령

진통약은 이렇게 선택한다

약이 약으로 될 수 있는 것은 두통 중에서도 근수축성 두통의 경우이다. 원인이 뇌종양이나 지루막하출혈과 같이 뇌속에 중독 이상이 있을 때, 눈, 귀, 코, 이 등에 질환이 있을 때는 무엇보다도 원인을 제거하지 않으면 안된다. 바로 전문의의 치료를 받도록 한다.

근수축성 두통이나 편두통이라도 빈번하게 통증이 일어날 때에는 한번 전문의(신경내과, 내과)를 찾아가서 약의 처방을 받는 편이 좋을 것이다. 의사가 처방하는 약에는 다음과 같은 종류가 있다.

근수축성 두통에는

휘오리날 진통제

지아제팜(셀신 또는 오리존)

정신안정제. 긴장제거, 진정효과.

무수카륨, 중추성근이완제.

세파존, 불안제거제.

토랑코파르, 근이완제.

편두통(혈관성 두통)에는,

카훼르곳트. 혈관수축제. 두개혈관의 수축작용.

지히테르콧트. 앞의 것과 거의 같은 작용.

미그리스틴정, 항세로트닌제. 편두통일 때에 생기는 혈중의 세르트닌의 증가를 억제해 편두통의 예방효과도 있다.

편두통은 우선 눈이 따끔따끔하는 등 그 전조가 본인에게 자각되는 일이 많은 것 같다. 약은 발작이 일어날 것 같다는 생각이 들면 될수록 빨리 복용한다. 그렇지 않으면 두통이 가장 심해지는 '최성기(最盛期)' 에서의 효과는 기대할 수 없다.

한편 가정에서 두통을 가라앉히고 싶을 때에는 시중에서 판매하는 약 신세를 지게 된다. 두통에 이용하는 것은 해열진통소염제라고 불리는 종류의 약이다.

해열진통소염제의 사용법

해열진통소염제에는 아스피린이나 아세트아미노펜이 포함되어 있으며, 이들 성분의 작용으로 통증을 가라앉혀 준다.

해열진통소염제는 위장해를 일으키기 쉽기 때문에 공복시를 피하여 되도록 식후 30분 이내에 복용한다. 아세트아미노펜은 아스피린에 비교하면 위장해는 일으키기 어렵지만, 장기간 계속 복용하면 신장장해를 일으키는 수가 있다. 어디까지나 두통이 일어났을 때의 일시변통이라고 생각하고, 연용(連用)하는 일은 피하자. 또한 임신중이나 수유중인 사람은 의사의 지시에 따르도록 한다.

편두통으로 시중에 판매하는 약을 이용할 때는 역시 발작의 전조(前兆)가 나타나고 바로 먹지 않으면 효과가 오르지 않는다.

더욱이 해열진통소염제는 차나 홍차, 커피 등과 함께 복용해도 지장 없다.

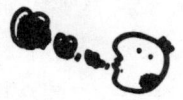

이용하는 약은 '해열진통소염제'. 편두통은 발작의 전조가 나타나자 마자 바로 먹는다.

① 유연체조로 치료한다

통증을 가라앉히는 체조의 원리

만성두통의 대표격인 근수축성 두통은 매일의 생활 피로가 쌓여서 일어난다. 근육의 긴장이 원인이기 때문에 치료하기 위해서는 이 긴장을 늦추어 주면 좋아진다. 구체적으로 말하면, ① 자세를 좋게 할 것, ② 유연체조를 할 것, ③ 밤에 수면을 충분히 취할 것, ④ 쓸데없는 걱정을 하지 말 것 등이 포인트가 될 것이다. 이중 자세를 좋게 하는 일, 유연체 조에 관해서는 자신의 의지로 할 수 있을 것이다.

유연체조의 효과에는 다음과 같은 것이 있다.

① 근육을 일정한 지속성 긴장상태에서 해방시켜 이완과 긴장의 리듬 을 준다.

② 근육의 혈액순환을 좋게 한다.

③ 심장, 폐에 적당한 부담을 주어 그 예방력을 증진시킨다.

여기에서 말하는 체조라는 것은 텔레비전 체조라든가 라디오 체조와 같이 일정한 방법이 정해진 것만을 가리키는 것은 아니다. 그 때의 상태 에 따라서 자유롭게 몸을 움직이면 그것으로 좋은 것이다. 피곤하거나 목줄기가 결릴 때에 기지개를 켜는 것도 유연체조의 하나라고 생각하면 좋은 것이다.

단, 일로 몸을 움직이고 있을 때는 몸에 힘이 들어 있는 것이 보통이므 로 두통의 치료체조는 되지 않는다. 요는 힘을 뺄 것. 하지만 힘을 빼는 방법을 좀처럼 알 수 없을 때에는 일단 몸에 힘을 넣고 나서 전체의 힘을 뺀다. 힘을 넣었다 뺏다를 반복하면 근육이 자연히 편안한 방법을 익혀 준다.

이 체조는 누운 채로도 되며, 일단 시작하면 치료 효과가 확실히 있다. 몸의 상태에 맞춰서 가능한 범위에서 몸을 움직여 보자.

❶ 누운 채로 할 수 있는 체조

① 반듯이 눕는다.

② 양손을 머리 위에서 맞잡는다.

③ 어깨에 힘을 넣어서 등과 허리를 들어올리듯이 한다.

④ 다음에 힘을 빼고 등이 거꾸로 둥글게 되도록 한다. 이때, 팔꿈치를 앞으로 내밀듯이 양팔을 얼굴 옆까지 가져간다.

⑤ 원상태로 돌아간다. 이것을 수회 반복한다.

❷ 누운 채로 할 수 있는 체조

① 오른팔이 위로 되도록 옆으로 눕는다.

② 오른팔꿈치를 펴고 크게 원을 그리는 것처럼 돌린다.

③ 똑같은 요령으로 왼팔꿈치를 펴고 원을 그리듯이 돌린다.

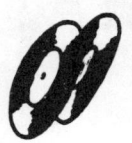

일단 힘을 넣고나서 전신의 힘을 빼는 것이 긴장을 풀기 위한 요령.

•누운채 할 수 있는 체조•

① 체조
반듯이 누워서 양손을 머리 위에서 깍지끼고,
어깨에 힘을 넣어 등과 허리를 들어올린다.

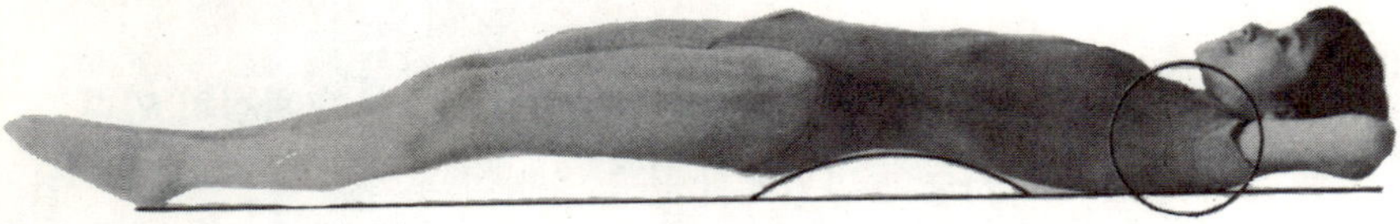

어깨에 힘을 넣어

힘을 빼고 얼굴을 들어 등이
둥글게 되도록 한다.

양팔을 머리 옆으로
가져간다.

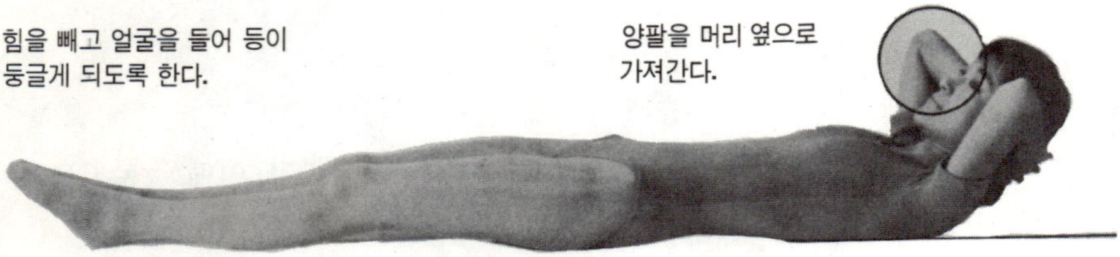

② 체조
오른팔이 위가 되도록 옆으로 누워서
오른팔꿈치를 펴서 크게 원을 그린다.

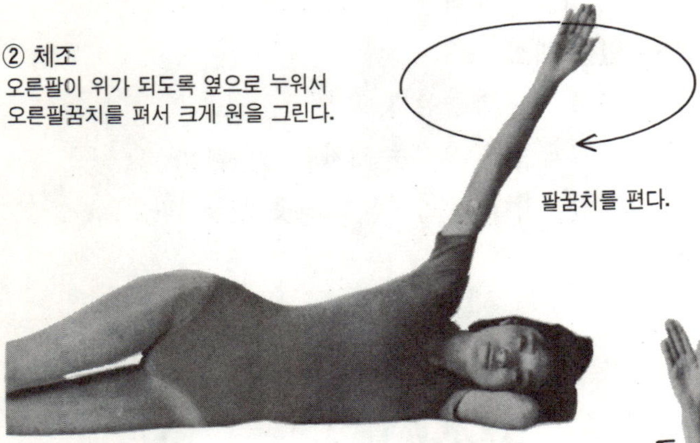

팔꿈치를 편다.

크게 원을 그리듯이
돌린다.

같은 요령으로 왼팔꿈치를 펴고
크게 원을 그린다.

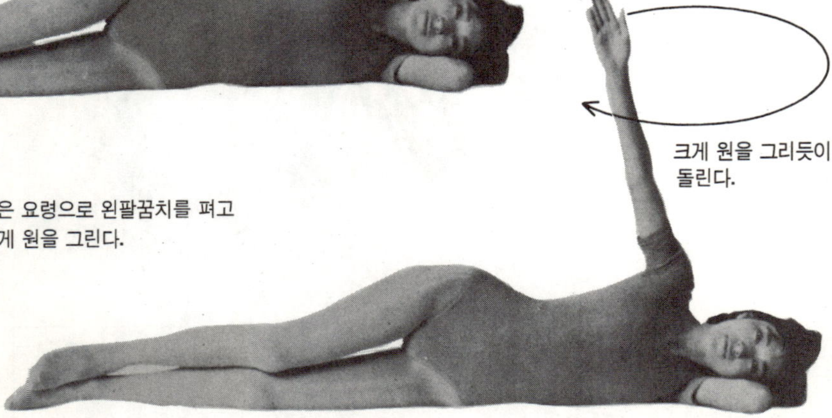

② 유연체조로 치료한다

두통체질을 반납하는 체조 요령

일상생활에서 무의식중에 근육에 힘이 들어가 있는 일이 자주 있다. 나쁜 자세를 취하면 목줄기나 어깨, 등의 근육에 특히 부담이 간다. 이러한 근육의 긴장이 겹치면 두통의 원인이 되어 버린다. 그러므로 평소부터 좋은 자세를 취하는 것이 매우 중요시 되는 것이다. 전신의 근육긴장의 밸런스를 취해 몸의 일부에만 여분(余分)의 힘이 들어가지 않고, 중심을 잡는 위치가 적당한, 좋은 자세를 유지하는 포인트라고 할 수 있을 것이다.

일을 하고 있는 동안도 좋은 자세를 취하는 것이 가능할 것 같으면서도 좀처럼 어려운 일이다. 일에 적합한 자세라는 것도 있을지 모르겠으나, 장시간 똑같은 자세를 취하고 있는 것은 좋지 않다. 도중에서 몸의 여분(余分)인 힘을 빼고 적당한 휴양을 취해야 한다.

새우등인 사람은 잠시 가슴을 펴도록 해서 힘을 넣고 적극적으로 등줄기를 펴준다. 등줄기를 쭉 펴면 턱의 위치도 자연히 좋아져서 좋은 자세를 취할 수 있다.

그러나 아무리 좋은 자세가 피로의 정도가 적다고 하더라도 그 자세를 유지하기 위하여 근육은 역시 일을 하고 있는 셈이므로 장시간 같은 자세를 계속해서는 안된다. 때때로 근육에 힘을 넣었다 뺐다 할 필요가 있다. 바른 자세로 앉은 채 배도 똑바로 펴고 때때로 복식 심호흡을 해

본다. 아랫배에 힘을 넣으면 어깨의 여분의 힘을 취할 수가 있다. 또한 가슴을 펴고 깊게 숨을 들이쉬면서 어깨에 힘을 넣고 숨을 내쉬며 등을 둥글게 하는 것도 좋은 방법이다.

고개를 상하좌우로 돌리거나 팔을 빙빙 돌리거나 하는 운동도 앉은 채 할 수 있다.

앉은 채 할 수 있는 체조 ①

① 바른 자세로 걸터앉는다.

② 양 어깨를 동시에 웅크리듯이 힘을 넣어서 들어올린다.

③ 힘을 빼고 어깨를 내린다.

이상을 반복한다.

앉은 채 할 수 있는 체조 ②

① 양손을 머리 뒤에서 깍지낀다. 양팔꿈치는 옆으로 수평이 되게 유지한다.

② 이 자세에서 양손을 뒤로 당기고 등줄기를 편다.

③ 다음에 머리를 감싸안듯이 옆으로 당기고 있던 팔꿈치를 앞쪽으로 내밀며 등을 둥글게 한다.

④ 원상태로 되돌아온다.

이상을 반복한다.

등줄기를 펴고 앉아서 복식호흡을 하면 어깨의 여분의 힘이 빠져 긴강이 풀린다.

•앉은 채 할 수 있는 체조•

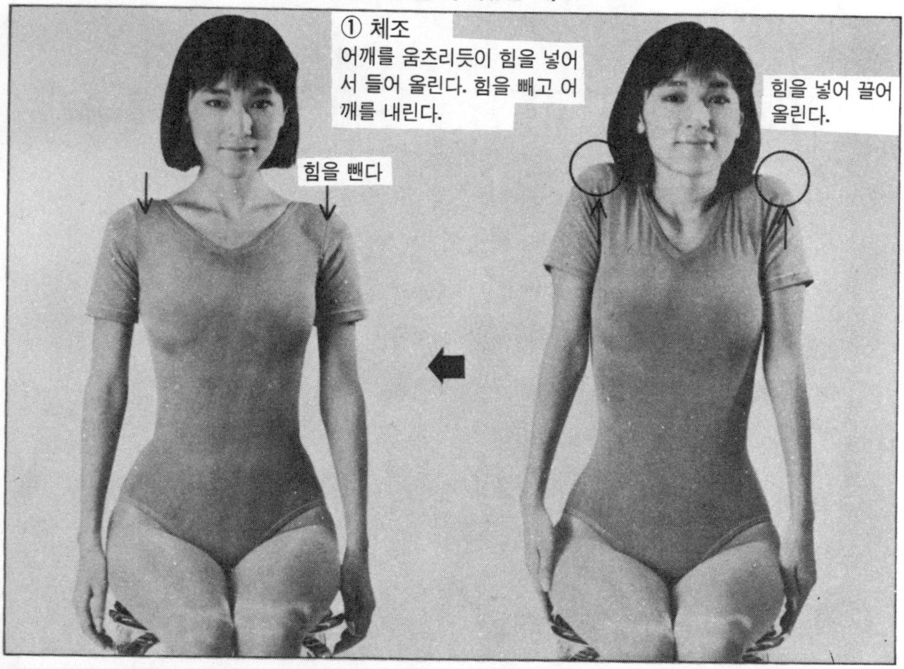

① 체조
어깨를 움츠리듯이 힘을 넣어서 들어 올린다. 힘을 빼고 어깨를 내린다.

힘을 넣어 끌어 올린다.

힘을 뺀다

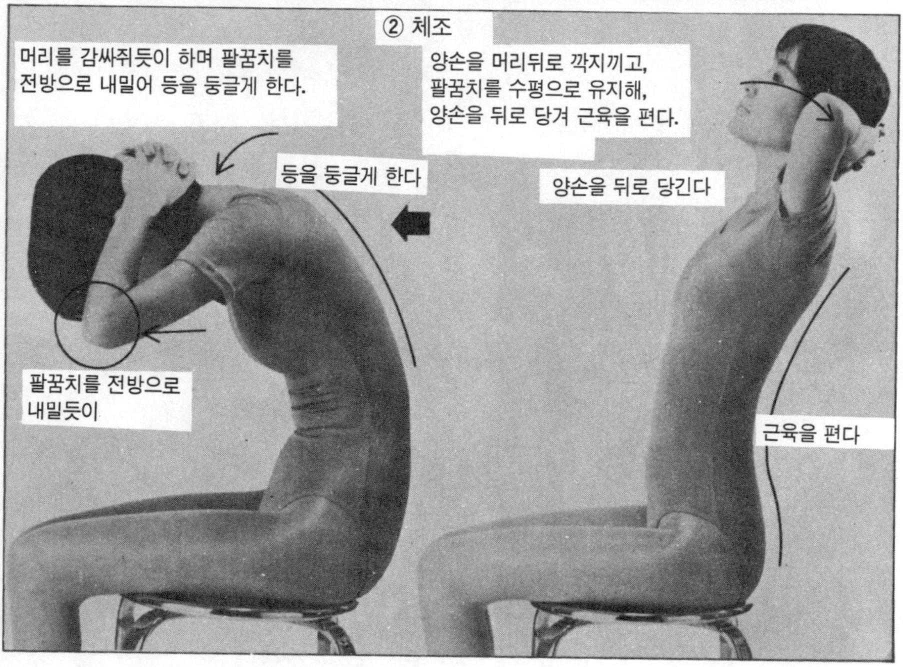

② 체조

머리를 감싸쥐듯이 하며 팔꿈치를 전방으로 내밀어 등을 둥글게 한다.

양손을 머리뒤로 깍지끼고, 팔꿈치를 수평으로 유지해, 양손을 뒤로 당겨 근육을 편다.

등을 둥글게 한다

양손을 뒤로 당긴다

팔꿈치를 전방으로 내밀듯이

근육을 편다

③ 유연체조로 치료한다

계속해서 행하면 재발도 방지할 수 있다

체조를 계속해 가기 위한 요령은, 서서히 몸을 움직이고 조금씩 양을 늘려가는 것이다. 갑자기 많이 해서는 오히려 근육통을 일으킬 뿐이다. 처음에는 오전중에 1~2분간 정도 체조를 해봐서 이상이 없으면, 또 오후에 1~2분간 해본다는 식으로 자신의 페이스로 진행시켜 간다.

말하자면 매일의 생활은 근육의 긴장을 높히는 생활과 늦추는 생활과의 싸움이다. 근육의 긴장만이 이상하게 계속될 때에는 도중에서 몇번 그것을 완화시켜 주면 미리 두통을 예방할 수가 있다. 2시간 일을 했으면 10분 쉬고, 유연체조를 하면서 리듬을 반복하는 것이다.

일이 끝난 뒤에도 귀가하기 전이나, 귀가하자 마자 일의 피로를 제거할 셈으로 체조를 하면 좋을 것이다. 텔레비전을 보고 있을 때라도 잠깐 중좌하고 몸을 움직이며, 잠자리에 들기 직전에 또 체조를 한다. 선 자세로 천천히 정성껏 행하며, 복식호흡을 하거나 '누운 채로 할 수 있는 체조'(P 85~86 참조)를 한다.

아침에 일어나서 바로 10시, 점심땐 3시, 저녁엔 취침 전에 행하면 1일 6회는 체조를 할 수 있게 된다. 1회는 2~3분으로 충분하다. 팔을 휘두르지 않더라도 팔을 옆으로 비틀거나, 어깨를 움직이는 일 만으로도 좋으니까 1회라도 기지개를 많이 펴도록 한다. 평소부터 적당한 체조를 하고 있으면 두통으로 고생하는 일은 우선 없을 것이다.

그래도 효과가 나타나지 않을 때에는 1회의 체조가 2~3분이라면 4~5분으로 해본다. 반드시 효과가 나타날 것이다.

서서 행하는 체조 ①

몸 전체를 좌우로 비튼다. 좌우 교대로 행하며, 비틀 때 양팔을 몸과 함께 쳐올린다.

서서 행하는 체조 ②

몸 전체를 비틀면서 좌, 우로 크게 돌린다.

타올을 가지고 하는 체조 ①

① 양팔을 머리 위에 올린 자세에서 타올을 든다.

② 몸 전체를 왼쪽 옆, 오른쪽 옆으로 교대로 구부려서 팔 옆의 근육을 마음껏 편다.

타올을 가지고 하는 체조 ②

① 양손으로 타올을 들고 팔을 앞에서 머리 위로 올리고, 그대로 할 수 있는 만큼 뒤로 젖힌다.

② 뒤에서 위, 앞으로 반대로 되돌린다.

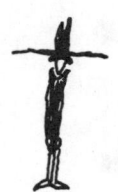

1회 2~3분. 일어나서 잘 때까지 5~6회 매일 반복하면 재발 예방에 좋다.

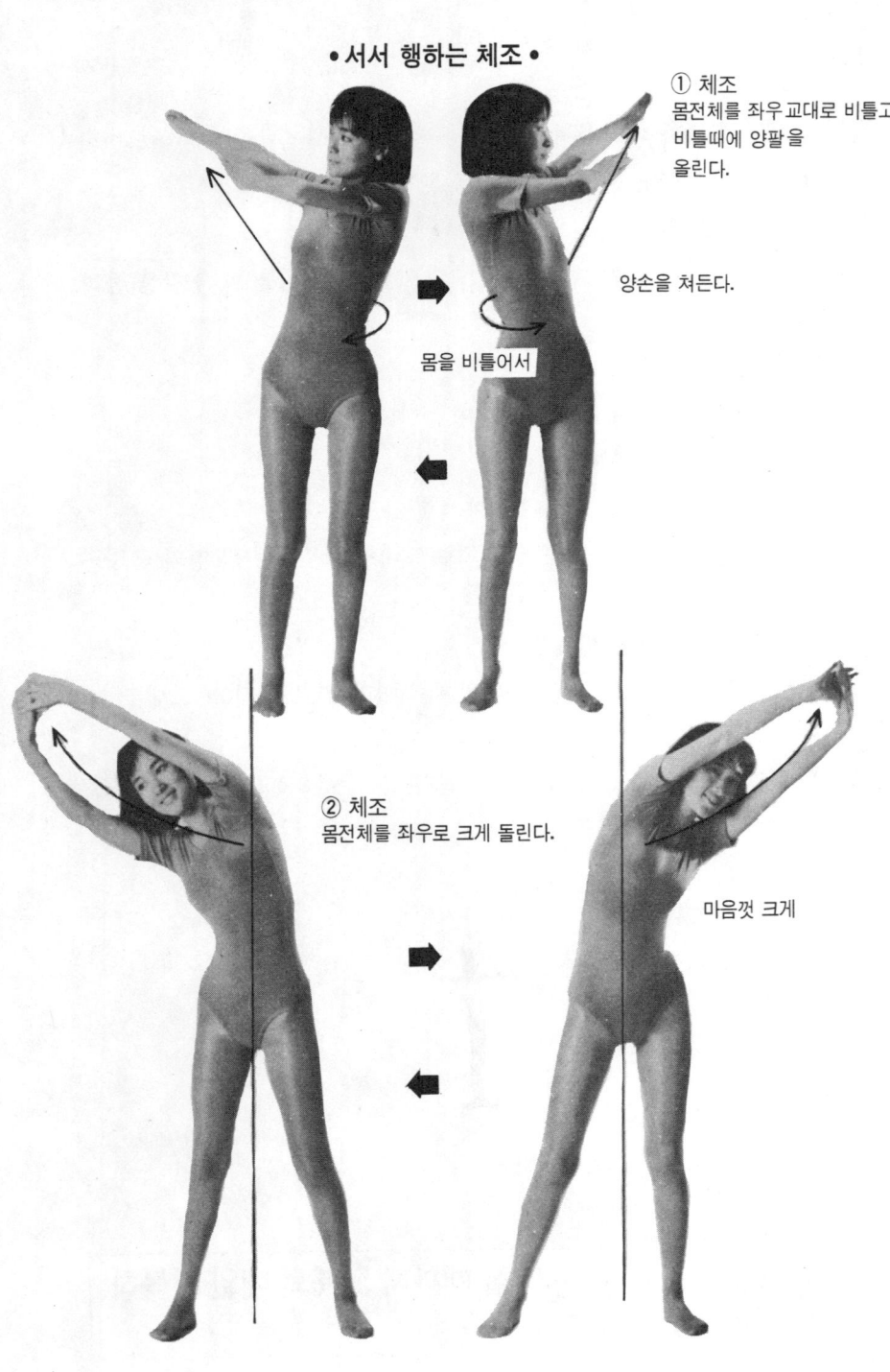

•서서 행하는 체조•

① 체조
몸전체를 좌우교대로 비틀고,
비틀때에 양팔을
올린다.

양손을 쳐든다.

몸을 비틀어서

② 체조
몸전체를 좌우로 크게 돌린다.

마음껏 크게

당신을 심한 두통으로부터 해방시키는
이론편

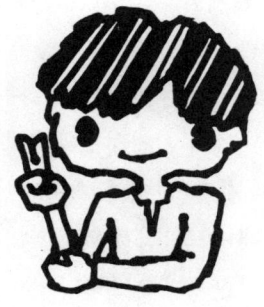

① 두통은 왜 일어나는가

가장 큰 적은 스트레스

문명의 발달과 함께 두통으로 고생하는 사람은 늘어나는 추세

'두통을 한 번도 경험해 보지 못한 사람 손들어 보세요.'

예를 들면, 회사의 연구소에서 이러한 질문을 받고 바로 손을 들 수 있는 사람이 몇 명이나 있을까? 아마, 거의 제로에 가까울 것임에 틀림없다. 실제로 10명 중 9명정도가 한 번은 어떤 형태로든 두통을 경험하고 있다고 생각된다. 그만큼 오늘날 두통이라는 것은 극히 보편적인 증상이 되었다.

그런데 이 두통은 도대체 언제부터 존재한 것일까? 그 기원을 더듬어 보면, 실로 태고적부터 인간에게 친근한 존재였던 것을 알 수 있다. 선사시대부터 인간은 두통으로 고생하고, 신석기 시대 즉, 1만년 전에는 이미 치료법까지 개발되었다. 약초나 양조물, 단순한 마술 등을 시험하고, 또 두개골에 둥근 구멍을 뚫거나 했는데, 전문가에 의하면 머리에 구멍을 뚫는 수술은 인류 최초의 외과수술이기도 하다고 한다.

그러나 두통을 호소하는 사람이 늘어나는 것은 뭐니뭐니 해도 문명이 발달하기 시작하고부터의 일이다. 단순한 숙취에 의한 편두통에서 장기간 긴장 상태가 계속되기 때문에 일어나는 근수축성 두통, 지루막하출혈에 의한 심한 두통, 더욱이 만성 경막하출종에 의한 견인성 두통 등 다양한 종류의 두통을 호소하는 사람이 시대가 변함에 따라 급격히 늘어나기 시작했는데, 이것은 두통이라는 증상이 과도하게 발달된 문명사회 즉, 현대사회와 커다란 인과관계를 가지고 있기 때문이다.

현대인의 스트레스가 두통을 점점 늘리고 있다

그러면 문명사회가 발달하면 어째서 두통을 호소하는 사람이 늘어가는 것일까? 그것은 두통이 현대인 특유의 스트레스가 기인하고 있는 케이스가 대부분이기 때문이다.

현재 우리들이 살고 있는 사회는 일찍이 없던 고도산업 사회라고 말해지고 있다. 사회기구는 점점 복잡 고도화 되어 모든 일이보다 합리화되고, 기계화되었으며 스피드화 되어 다양한 국면에서 인간 소외의 상황이 진행되고 있다. 그렇기 때문에 대부분 사람들의 신경은 매일 팽팽히 긴장되어 있다. 또한 가정에 있어서도 육아나 이웃과의 교제, 부부관계 등 일상생활을 극복하기 위하여 끊임없이 신경을 쓰지 않으면 안된다.

그 결과, 스트레스가 쌓여서 적응부전(適應不全)의 상태가 되고 결국에는 두통이 되어 나타나는 셈이다.

이러한 경우, 두통의 전조로 어깨가 결린다, 목줄기가 땡긴다는 등의 증상을 볼 수 있다.

'회사에 출근하는 날은 머리가 무겁고 컨디션이 나쁜데, 휴일이 되면 금방 기분이 좋아진다' 이런 비지니스맨이 늘고 있는데, 이것이야 말로 바로 스트레스가 두통의 원인으로서 커다란 역할을 담당하고 있는 증거라 할 수 있을 것이다.

아픈 부위에 따라서 두통의 종류도 가지각색

이와 같이 두통의 대부분은 스트레스에 그 원인이 있는 셈인데, 한 마디로 두통이라 해도 이마(전두부)가 아프거나 관자놀이(측두부)가 조이는 듯하거나, 혹은 후두부에서 오는 목줄기(항부 : 項部)가 압박당하거나 다양한 부위의 통증이 있다. 통증의 성질도 둔통(鈍痛)이나 격통(激痛), 게다가 지속되는 것도, 압박성인 것도 있고, 짜르는 듯한 통증인 경우도 있다.

그리고 이들 두통의 부위나 성질에 대해서 두통의 종류도 편두통에서 삼차신경통(三叉神經痛)까지 가지각색이다.

두통에 관계있는 조직의 약도

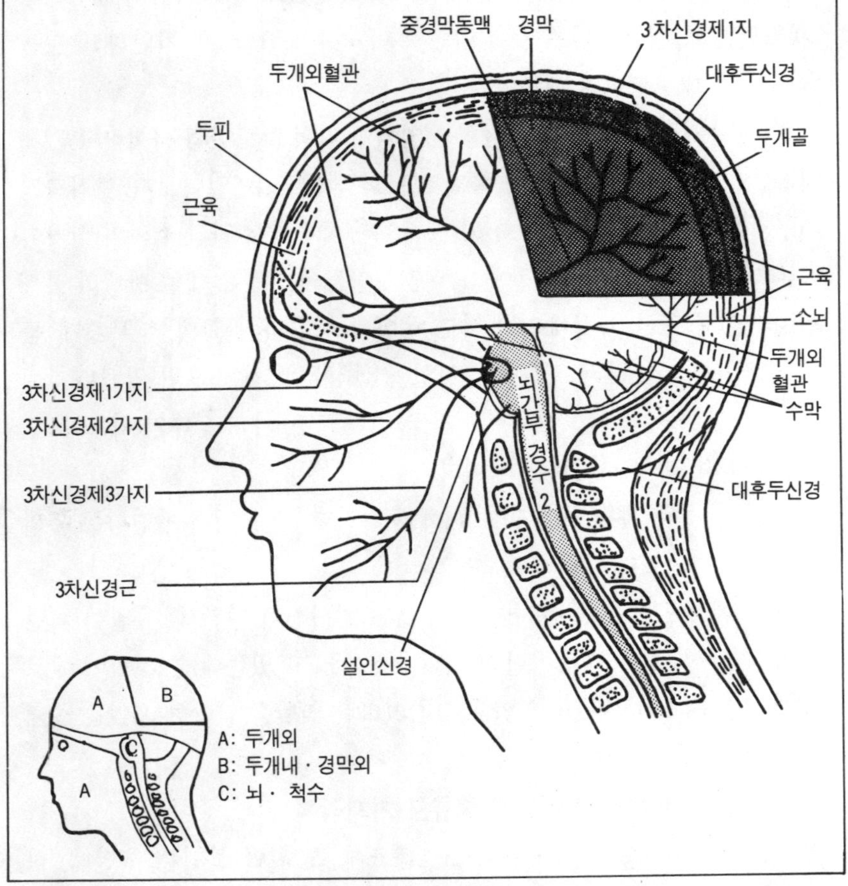

두개외혈관

두피

근육

중경막동맥　경막

3차신경제1지

대후두신경

두개골

근육

소뇌

두개외혈관

수막

대후두신경

3차신경제1가지

3차신경제2가지

3차신경제3가지

3차신경근

뇌가부경주2

설인신경

A
B
C
A

A: 두개외
B: 두개내 · 경막외
C: 뇌 · 척수

　그러면 이러한 두통의 부위나 성질의 종류는 구체적으로 어떠한 관계로 되어 있는 것일까? 위의 그림을 참조하면서 다음 항에서 상세히 기술해 보기로 하자.

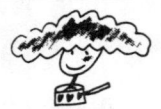

② 두통은 왜 일어나는가

뇌는 통증을 느끼지 않는다

통증을 느끼는 것은 두개골의 바깥쪽

전항에서 기술했듯이 두통은 일반적으로 목에서 윗부분의 통증을 말하는데 그렇다고 해서 피부나 머리카락과 같은 표면의 통증은 아니다. 심부(深部)의 통증을 두통이라 부르고 있다. 심부의 통증이라고 하면 뇌가 아픈 것인가, 하고 상상하는 사람도 있을지도 모르겠는데 그렇지는 않다. 뇌 그 자체를 자극해도 통증은 느끼지 않는 것이다.

예를 들면, 정위뇌수술(定位腦手術)이라는 머리의 수술이 있으며, 이것을 행할 때 전신마취를 하지 않고, 두피에서 골막까지의 국소마취만으로 환자에게 여러가지 질문을 하면서 수술을 하는 일이 있다. 두피를 절개하고 두개골에 작은 구멍을 뚫어 거기로 주사바늘을 뇌 속에 찌르는 일이 있는 것이다. 뇌 그 자체는 마비되어 있는 것이 아닌데도 불구하고 뇌에 바늘이 꽂혀도 아프다는 사람은 없다. 뇌가 아픈 것이 아니라면 도대체 무엇이 아픈 것인가?

대답은, 뇌의 바깥쪽―두피, 근육, 정맥, 동맥, 그리고 뇌신경이 실은 통증의 자극을 받아들이는 곳인 것이다. 뇌의 바깥쪽에 있는 이것들은 갖가지 조직이 '이상 신호'를 발했을 때 통증이 되어 느껴지는 것이다.

여기에서 독자 중에는 '어?'하고 생각하신 분들도 있을 것이다. 그렇다. 뇌종양이나 뇌출혈은 뇌가 통증을 느끼지 못하는 데도 불구하고 실제로는 통증을 느끼는 것은 어떻게 된 일인가, 라는 의문이다. 이것은 통증을 뇌의 바깥쪽의 혈관이나 신경이 종양이나 출혈에 의해서 압박당하거나 켕겨지거나 견인(牽引)되기 때문에 통증이 생기는 것으로, 말하자면 관련통(關連痛)으로 위치되어 있는 것이다.

두통의 종류와 아픈 부위에는 일정한 관계가 있다

한 마디로 뇌의 바깥쪽이라 해도 거기에는 다양한 조직이 모여 있다.

예를 들면 혈관이나 근육 등이 원인으로 두통이 일어나는 수가 있는데, 일반적으로 혈관이 원인인 경우를 혈관성 두통, 근육통인 경우를 근수축성 두통이라고 부르고 있다. 혈관성 두통은 혈관확장성 두통이라고도 부르는데, 이것은 또 두통과 그밖의 두개로 대별된다. 편두통은 통상 두개외의 혈관의 확장에 의해서 통증이 생긴다고 생각하고 있으며, 문자 그대로 머리의 한쪽이 아프지만 때로 양쪽이 아플 수도 있다. 또한 편두통 이외의 혈관성 통증은 숙취나 감기 등 여러 경우가 있다.

근수축성 두통은 근육 긴장의이상으로 일어나는 것으로 목줄기나 어깨의 통증과 함께 후두부의 통증을 많이 볼수 있다. 드물게 한쪽의 목줄기, 귀의 뒤, 관자놀이에서 눈주위로 통증이 퍼지는 경우도 있다.

한편, 뇌종양이나 경막하혈 등, 두개골 내부의 이상에서 진술한 바와 같이 두개내의 압력의 변화 때문에 두개골을 통해서 뇌에 출입하는 혈관이나 신경이 견인되어 통증을 야기시킨다. 이것이 소위 견인성 두통이라고 불리는 것이다. 뇌종양에서는 그림에 나타난 것과 같이 종양이 대뇌반구의 앞쪽(전두엽)에 있을 때는 전두부에 통증이 생기고, 소뇌에 종양이 있을 때는 후두부에 통증이 생긴다.

그밖에 수막의 병으로 수막 자극성의 두통이 일어나는 경우가 있다. 수막은 일반적으로 뇌막이라고 불리며, 수막염(일반적으로 말하는 뇌막염)이 대표적인 병인데, 지루막하출혈도 수막 자극성 두통을 일으킨다.

그런데 신경통이라 불리는 것, 예를 들면 3차신경통이라든가 설인

(舌咽) 신경통에서는 지각신경 그 자체가 직접 통증에 자극을 받는다. 단, 3차신경통이라는 병명은 비교적 자주 이용되지 않으며, 여러가지 두통을 포함하고 있는 경우가 있으므로 주의가 필요하다.

일어나는 시간이나 증상으로도 두통의 종류를 알 수 있다

두통에는 그저 아프다는 것 외에 무겁다, 멍하다 라는 식의 증상이 있다. 그 증상에 의해서도 두통의 종류를 알 수가 있으므로 여기에서는 대표적인 것을 2, 3개 소개하겠다.

a) 욱신욱신하고 아픈 것은 혈관성 두통에서 많이 볼 수 있는 특징이다.

b) 머리가 무거울 때에는 근수축성 두통인 경우가 많다.

c) 콕콕 찌르거나 찡하고 전기가 통하는 듯한 통증이 수초간 나타나는 것은 3차신경통의 특징이다.

또한 두통이 일어나는 시간에 의해서도 종류를 알 수가 있다. 예를 들면, 매일 저녁이 되면 머리가 무거워지는 것은 근수축성 두통에서 흔히 볼 수 있는 특징이다. 거꾸로 아침에 일어났을 때, 두통이 있는 것은 혈관성 두통에서 자주 보이며 숙취에 의한 두통

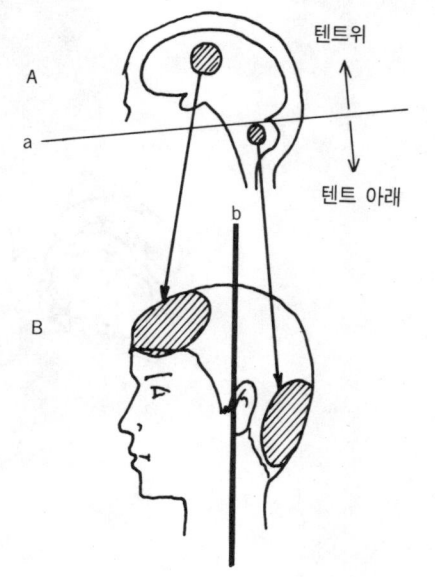

뇌종양의 부위와 두통 부위의 관계

A는 종양의 부위를 표시하며, a선보다 위(대뇌반구)를 텐트 위, 아래를 텐트 아래(소뇌, 뇌간(腦幹))라고 한다. B는 두통의 부위를 나타내며, 텐트위 종양에서는 b선보다 앞, 텐트 아래의 종양에서는 b선보다 뒤에 두통을 호소하는 일이 많다.

등은 그 전형적인 예라고 할 수 있을 것이다.

　물론 위 예의 모든 것이 꼭 들어맞는다고는 할 수 없지만 판단 기준으로 기억해 두면 편리하다.

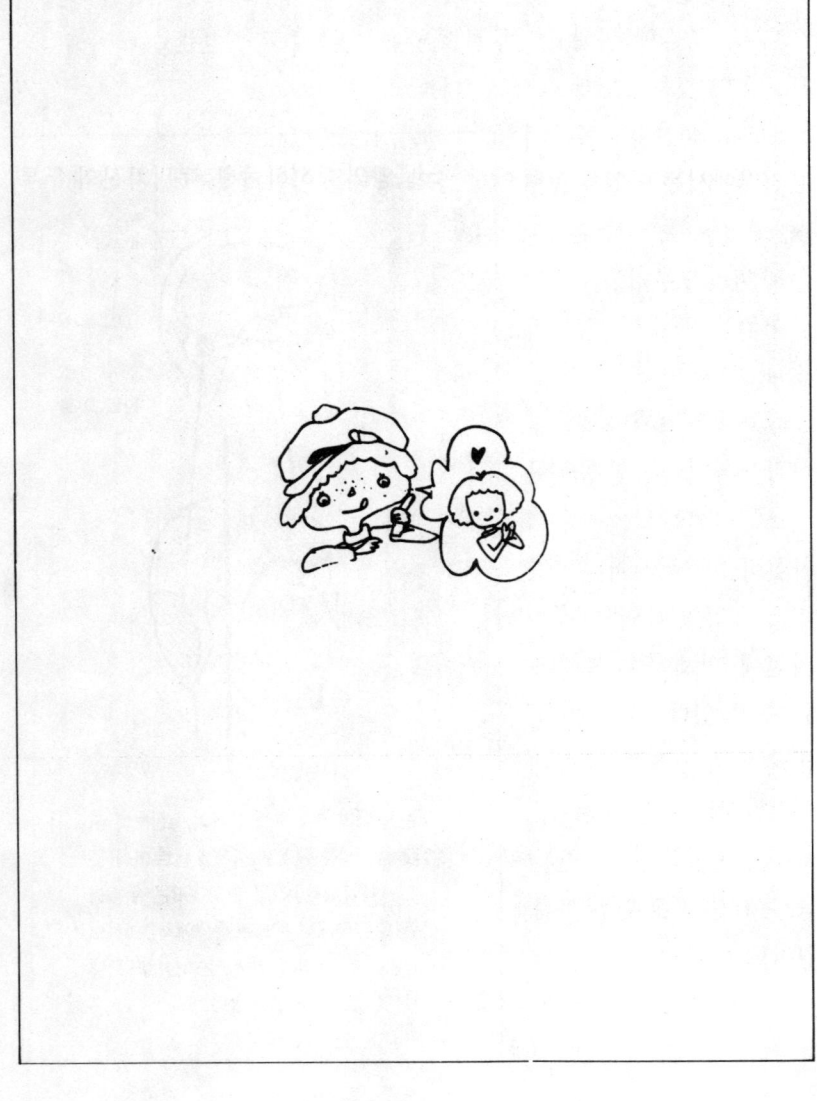

① 알아두어야 할 두통의 기초지식

당신의 두통 타입은

두통의 종류는 이렇게 많다

전장에서는 다양한 두통의 종류의 개략을 이야기했는데, 자신의 두통이 어느 종류에 속하는 가를 판단하는 자료로서 종류마다 이제 약간 자세히 설명하겠다.

그런데 먼저 두통의 원인에는 도대체 어떤 것이 생각될 수 있을까?

감기가 들었을 때, 무언가로 머리를 맞았을 때, 숙취, 시험공부 등으로 수면부족이 계속될 때, 철야로 하는 일로 담배를 너무 피웠을 때, 혹은 일이나 인간 관계에서의 고민이 있을 때 가정에서의 걱정거리가 심각할 때…. 예를 들자면 끝이 없다.

이러한 원인이 다양한 두통으로 되어 나타나는 셈인데, 그 분류의 방법에는 아드호크(Adhoe) 위원회에서 결정된 국제분류가 표준으로서 사용되고 있다. 전부해서 15항이 있는데, 다음에 그들 병명에 관해서 중요한 것을 예로 들어보자.

① 편두통형 혈관성 두통

보통 말하는 편두통이 여기에 해당된다. 혈관의 확장에 의해서 일어나는 편두통에는 여러가지 타입이 있으며, 전체의 87%이상을 차지한다고 말해지는 보편형 편두통이나 고전적 편두통, 군발두통(P.115참조)등이 있다.

② 근수축성 두통

긴장성 두통, 신경성 두통, 심인성 두통 등이라고도 불리며, 신경을 너무 쓰거나 심리적 압박에 의한 근육 긴장의 이상이 원인으로 일어난다.

③ 연합성 두통

편두통과 근수축성 두통이 합병된 것으로, 의외로 많이 볼 수 있는 두통이다.

④ 코혈관운동 반응성 두통

스트레스가 심해졌을 때에 자주 볼 수 있으며 코의 불쾌감을 동반한다.

⑤ 망상, 전환히스테리, 심기증의 두통

정신적 혹은 심리적 이상에 의한 것이다. 일종의 심인성 두통으로, 심기증 두통은 자신의 일로 쓸데없는 걱정을 할 때 일어난다.

⑥ 비편두통형 혈관성 두통

감기나 그밖의 전신감염증이나 숙취일 때의 두통이 이것으로, 고혈압, 저산소혈, 일산화탄소 중독, 경련 후, 두부타박 후 등에서도 볼 수 있다.

⑦ 견인성 두통

두개내(頭蓋內)의 압력의 변화에 의해 두개골과 뇌를 연결하는 혈관이나 신경이 이상하게 땡기기 때문에 일어나는 것으로 뇌종양, 경막 하혈종, 뇌농양 등 생명에 관계되는 굉장히 위험한 두통이다.

⑧ 두통의 염증에 의한 두통

수막염, 지루막하출혈, 동맥염, 정맥염 등의 병이 원인으로 야기되는 두통이다.

이상의 예 외에도 눈, 귀, 코, 이 등의 병이 원인으로 일어나는 두통이나 두부, 3차신경, 설인신경의 이상으로 일어나는 두통도 있다.

두통의 반이상은 근수축성이나 편두통

그런데 이와 같이 두통에는 많은 종류가 있는 셈인데, 이것들이 모두 평균적으로 일어나는가라고 하면 결코 그런 일은 없다.

표를 보십시오. 이것은 도오후쿠(東北)에서 규슈(九州)에 이르는 1

8개의, 주로 대학병원의 관계자가 만1년 간에 경험한 두통 환자의 수를 보고해서 정리한 귀중한 자료이다. 1만명에 관한 통계인데, 이것에서 보면 가장 많은 것이 근수축두통으로 약 40%, 다음으로 편두통이 약 15% 다시 근수축성 두통과 편두통의 양쪽을 가진 연합성두통이 약 4% 로 합계하면 60% 이상이나 된다. 덧붙여 말하면 이들 두통은 소위 만성 두통이라고 불리고 있다.

비편두통형 혈관성 두통도 비교적 많아 12.6%이다. 비편두통형혈관 성 두통은 전항에서도 말했듯이 감기 그밖에 전신감염증에 의한 두통 혹은 고혈압, 저혈압 등이 관련하는 두통으로 이러한 병이 적지않은 것을 알 수 있다.

또한, 표의 1)~6)까지는 두개골에 기질적병이 있는 것이 아니라. 전신성의 기능장해가 주된 원인이 되는 것으로, 이들을 합하면 약 80%에 달한다.

한편 간과하고 있으면 생명이 위험해지는 견인성 두통이나 두개골 내의 염증에 의한 두통은 합계해서 7.3%이다. 전체의 1할에 미치지 못하는 수치인 것은 다행이지만 그래도 두통을 호소하는 사람의 100명 중 7명이 상당히 위험한 병을 가지고 있는 셈이므로 그런 의미에서는 결코 간과해

종류별로 본 두통 환자수

두통의 종류	환자수	백분율
1) 편두통형 혈관성 두통	1,453명	14.8%
A. 고전적 편두통	1,356	13.8
B. 보통형 편두통	67	0.7
C. 군발 두통		
D. 편마비성, 안근마비성 편두통	21	0.2
E. 하반쪽 두통	9	0.1
2) 근수축성 두통	3,844	39.3
3) 연합성 두통	401	4.1
4) 비혈관 운동반응성 두통	14	0.1
5) 정신이상성 두통	610	6.2
6) 비편두통형 혈관성 두통	1,231	12.6
7) 견인성 두통	290	3.0
8) 두개내염증에 의한 두통	424	4.3
9) 귀, 코, 눈, 부비공, 그밖의 두경부구조에 의한 두통	536	5.5
10) 뇌신경염	49	0.5
11) 뇌신경통	365	3.7
12) 분류 불명	576	5.9
계	9,793	100.0

버릴 수 없는 수치이다.

그러나 표에서도 알 수 있듯이 뭐니뭐니해도 다수를 정하고 있는 것은 소위 만성두통인 동시에 이 만성 두통의 특징은 스트레스의 과다가 주로 그 원인인 사실이다. 즉, 현대인의 두통의 가장 큰 적은 스트레스라는 것을 이 통계에서도 분명히 엿볼 수 있는 셈이다.

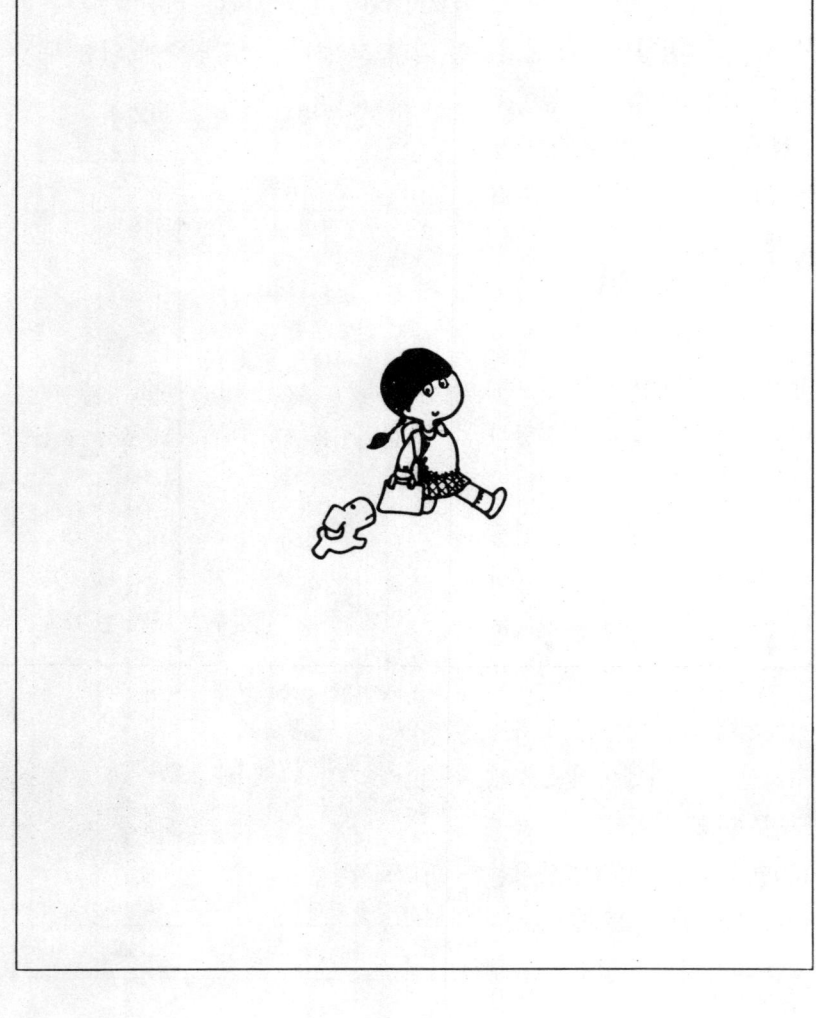

② 알아두어야 할 두통의 기초지식

만성 두통의 3대 요인

체질이나 성격에 의해서 방아쇠가 다르다

'이 10년 간, 나의 일기 예보는 거의 맞았다고 하는 것은 비가 내리기 전날에는 반드시 머리가 아프기 때문이다'

두통을 호소하는 사람들 중에는 기상관상대도 깜짝 놀랄만한 예보관 (?)이 있다. 실제로 흔히 '두통을 달고 다니는 사람'이라고 불리는 만성두통은 10년, 20년이나 긴 기간 동안 피곤할 때나 날씨가 꾸물거릴 때 등에 머리가 아파지는 사람이다.

그러나 한편으로 만성두통에는 체질이나 성격 등 '소인(素因)'이라고 불리는 것이 관련되어 있으며, 사람에 따라서 두통에 대한 감수성에 차이가 있는 것도 사실이다. 예를 들면 똑같은 '두통을 달고 다니는 사람'이라도 비가 오는 전날에 머리가 아파지는 사람과 그렇지 않은 사람이 있는 것이 그 좋은 예이다. 또한 아무리 감수성이 예민하더라도 두통을 유발하는 직접적인 자극이 없으면 두통은 생기지 않는다. 그 자극이 '습기'이거나 '피로'이거나 하는 셈이다. 그 중에는 열심히 한 일이 실패로 끝나 그것이 자극이 되어 두통을 호소하는 사람도 있다.

이와 같이 사람에 따라서 각각 다른 자극이 두통을 유발하는 셈인데, 그 자극은 ① 심리적 요인 ② 생리적 요인 ③ 외계의 영향, 이 3가지로 나누어 생각할 수가 있다.

정신적인 피로가 초래하는 두통

일단 일을 시작하면 완전히 끝나기까지 손을 놓지 않고 끝내지 않으면 마음이 편치 않은 사람, 무언가를 시작함에 있어서 아무 것도 시작하지 않았을 때부터 실패했을 때의 일을 걱정하는 사람, 남이 한 일에는 만족하지 못하고 또 한번 자신이 시작하는 사람…. 이러한 사람들은 드디어는 자신의 능력 범위를 넘어서 일을 하는 처지가 되기 쉬워서 결국에는 펑크가 나버리는 상태에 빠지는 수가 있다. 이 펑크 상태일 때에 두통이 일어나는 것이다.

또한 일을 정확히 하지 않으면 안된다고 생각하면서 몸의 컨디션이 나쁘거나 걱정거리가 있거나 해서 예정대로 일이 진척되지 않아 언제나 쫓기고 있는 느낌이 드는 경우, 혹은 스스로는 정확히 하고 있는 셈인데도 불구하고 남에게 도움이 되지 않는다든가 빨리 빨리 하라는 재촉을 받는 등 기분적인 부담을 느끼는 경우에 두통이 나타난다.

직접적으로 자존심을 상처받아서 두통을 느끼는 수도 있다. 신장이나 얼굴색 등의 육체적 결점을 비웃는 듯한 말은 특히 특정한 사람이 그렇게 말한 경우에는 자존심이 상처받아 두통이 되어 나타나는 것이다.

그밖에도 가정에 있는 경제적인 곤란, 고부 관계에서의 걱정거리, 게다가 또 부부 사이가 나쁜데서 오는 초조나 분노, 질투 등 여러가지 심리적 부담이 가해져 두통의 원인이 되는 경우가 있다.

만성두통의 소인 및 유인(誘因)

1) 심리적 요인
   a) 강한 완전성의 욕구
   b) 일에 쫓기고 있는 정신적 부담
   c) 장기 또는 과도한 긴장의 지속
   d) 자존심의 상해
   e) 불안, 쓸데없는 근심 걱정
   f) 갈등(고부간, 부부간 등)   g) 우울

2) 생리적 요인
   a) 수면부족   b) 과도한 근육 과로
   c) 월경   d) 발열(감염)
   e) 저혈압   f) 저혈당

3) 외계의 영향
   a) 기후의 영향(온도, 습도, 기압의 변동)
   b) 소음, 빛, 냄새의 영향
   c) 대기 오염
   d) 음식 및 약제의 영향

육체적인 부담이 원인인 두통

생리적 요인은 주로 육체적 조건에 의한 부담에 의한 것인데, 과도한 육체노동이나 수면부족에는 심리적 부담도 더해지는 수가 많은 법이다.

예를 들면, 수면부족이라는 상태에는 다양한 심리적 작용이 동반된다. 우선 여러가지 걱정거리가 있기 때문에 잠을 이룰 수가 없다. 잠을 잘 수 없게 되면 오늘밤도 또 자지 못하면 어쩌나 하는 불안이 생겨 잘 수 없게 된다. 게다가 잠을 못자는 일로 다음날 일의 능률까지 걱정하게 된다. 이렇게 되면 이미 단순히 수면부족에 의한 육체적 부담만이 아니게 되어 버린다.

일로 바쁘게 일하는 것도 그렇지만, 철야작업 등도 상당한 부담이 된다. 일정한 자세에서 장시간 일을 계속하면 등이 땡기고, 허리가 아파지며, 머리가 멍해지고 아파지는 수가 있다. 특히 공복으로 저혈당 상태, 거기에 담배를 뻐끔뻐끔하는 것은 결정적으로 좋지 않다.

그밖의 생리적 요인으로서는 월경전의 긴장증, 갱년기장해 등 호르몬이나 자율신경 실조와 관련이 있는 것, 알레르기 반응과 관련이 있는 것이 있다.

또한 고혈압과 두통의 관계가 자주 말해지는데, 의학적으로 그 인과관계는 아직 잘 모르는 것이 사실이다. 그것보다도 고혈압이어서 두통이 되는 것이라고 판정하고 걱정하는 쪽이 오히려 두통을 악화시키는 원인이 된다는 사실을 알고 있을 것이다.

기후나 소음 등이 일으키는 두통

앞에서도 말했듯이 흔히 두통을 담고 다니는 사람으로, 일기예보를 할 수 있다는 사람이 있다. 머리가 아파지는 것은 비가 내릴 징조라는 셈인데, 기압, 기온, 습도 등 기후에 관련하는 것이 두통의 원인이 되는 것은 외계의 영향에 의한 두통 중에서도 그 대표적인 예라고 할 수 있다.

소음, 빛, 악취에 의해서 두통이 야기되는 수도 있다. 피곤해서 안절부절하고 있을 때에 집 앞에 트럭이 달리거나, 근처에서 피아노 소리가 들리거나 하는 경우, 심한 케이스가 되면 자기집의 텔레비전이나 아이들의 소리까지 두통의 원인이 되는 수가 있다. 또한 좁은 방에 장시간 환기도 하지 않고 많은 사람이 모여 있으면 머리가 무거워지거나 하며 드물게 식사나 약의 영향으로 머리가 아파지는 수도 있으므로 주의가 필요하다.

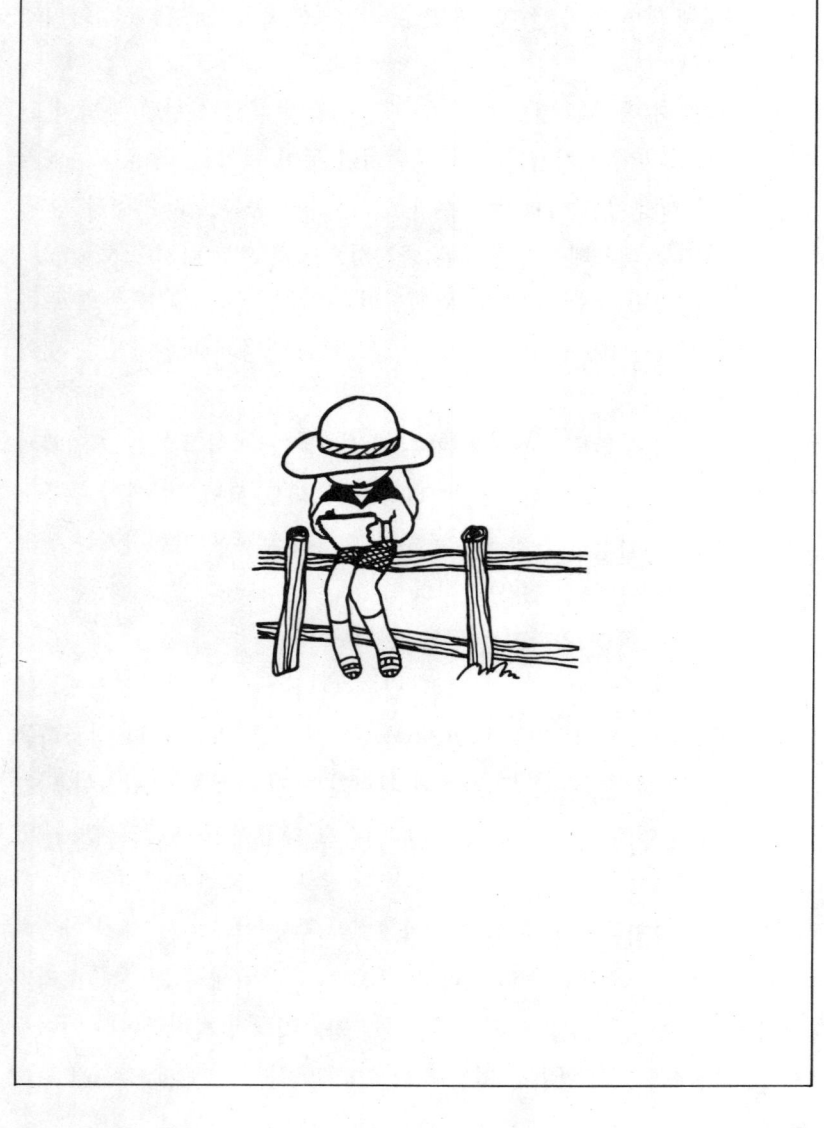

③ 알아두어야 할 두통의 기초지식

심로성에 많은 근수축성 두통

둔통(鈍痛)이나 현기증을 느꼈다면 근수축성 두통일 염려가 있다

두통을 염려하는 사람 중에서 가장 많은 두통의 타입이 이 근수축성 두통이다. 목줄기가 땡긴다, 어깨가 결린다는 증상이 동반해서 양쪽의 후두부에 압박당하는 듯한 둔통을 느꼈다면, 우선 근수축성 두통을 의심해도 틀림없을 것이다.때로는 후두부 뿐만 아니라 측두부, 전두부 또는 머리 전체에 둔통이 나타나거나 한다. 단 한 마디로 둔통이라고 해도 사람에 따라서 그 표현은 각각 달라서 모자를 쓴 듯한 느낌이라는 사람이 있는가 하면 머리띠로 졸리는 듯한 느낌, 압박당하는 듯한 느낌, 혹은 멍하고 피가 오르는 듯한 느낌이 든다는 사람도 있다.

더욱이 이 두통의 특징은 둔통과 함께 현기증이나 구역질 등 다양한 증상을 동반해서 나타나는 경우가 많은 것이다. 다음에 그 증상의 주된 것들을 들어 보겠다.

① 현기증을 동반하는 근수축성 두통

'조용히 누워 있을 때는 그다지 고통을 느끼지 않지만 앉거나 서거나 하면 머리가 무겁고, 걸으면 휘청거려서 불안해진다'

누구나 한두번은 이러한 체험을 한 일이 있을 것이다. 이것은 동요형 현기증이라고 해서 특히 혼잡한 백화점을 걸을 때 등에서 이 증상에 휩쓸리는 일이 있다. 왠지 몸이 공중에 떠있는 것 같고 알 수 없는 불안

감에 휩싸이는 셈인데, 이것은 근수축성 두통 특유의 증상이다.

단, 똑같은 현기증이라 하더라도 눈이 빙빙 도는 현기증은 회전성 현기증으로 메니에르병이나 추골뇌저동맥부전증에서 볼 수 있다.

② 구역질을 동반하는 근수축성 두통

근수축성 두통이 악화되기 시작하면 종종 구역질을 동반하게 된다. 더욱 심해지면 실제로 토해버려서 아무 것도 먹을 수 없는 상태가 되어버리는 수도 적지 않다.

이 구토감은 근수축성 두통만이 아니라 편두통이나 뇌종양의 경우에도 나타나지만, 일반적으로는 뇌종양쪽이 잘 알려져 있는 것 같다. 그 때문에 두통＋구역질＝뇌종양이라고 속단하고 괴로워하는 사람도 있는데, 실제로는 근수축성 두통인 수가 많으므로 정확히 검사하는 일이 중요하다.

③ 미열을 동반하는 근수축성 두통

미열을 동반하며 두통을 호소하는 사람의 경우에는 우선 감염증을 생각할 수 있다. 감기, 기관지염, 폐렴, 담낭염, 혹은 빈혈 등의 원인으로 될 혐의는 그야말로 천차만별이다.

그러나 검사 결과 그것이 들어맞지 않을 경우는 근수축성 두통에 의한 수가 있는 것도 사실이다. 이 경우엔 정신을 안정시키는 것만으로 미열은 사라져 버린다.

이상으로 열거한 것들 외에도 눈이 가물가물하고, 희미하며 통증 혹은 귀울림 등을 동반하는 수가 있다.

증상이 나타나기 쉬운 것은 중간관리직

근수축성 두통은 누구나 경험하는 것이며, 노인에게서 국민학생까지 어떤 연령층에도 볼 수 있다. 간난아기에게도 일어난다는 전문가도 있는 만큼 이 두통은 연령의 구별 없이 경험하는 것으로, 확실히 두통의 에이즈(?)라고도 할 만한 존재이다.

그 중에서도 특히 이 증상이 나타나기 쉬운 것이 소위 중간관리직의

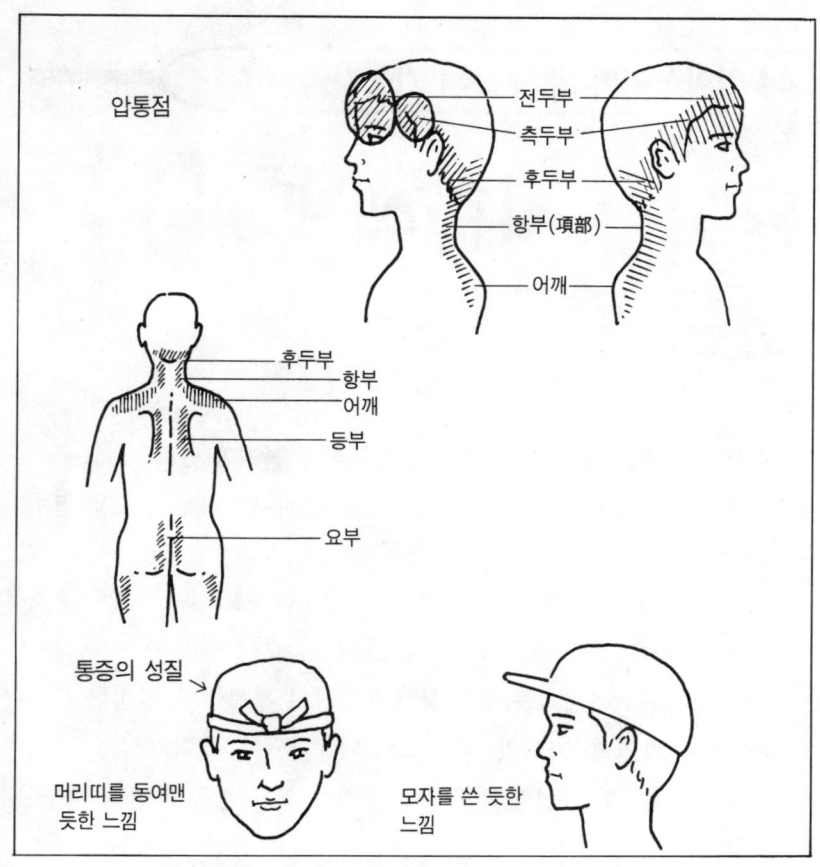

압통점

전두부
측두부
후두부
항부(項部)
어깨

후두부
항부
어깨
등부

요부

통증의 성질

머리띠를 동여맨
듯한 느낌

모자를 쓴 듯한
느낌

사람. 이 연령대는 직장이나 가정에 있어서 정신적·육체적 부담이 가장
많아지는 시기이다. 책임은 남의 몇배 더 부과되고, 부하와 상사의 사이
에 끼어서 각각의 대인관계에도 신경을 쓰지 않으면 안된다. 이러한 상황
에 빠졌을 때, 그가 성실한 사람일수록 두통을 일으키기 쉽게 된다. 다시
말하면 다양한 고민이 쌓였을 때, 그것이 근수축성 두통이 되어 나타나는
셈이다. 가정의 불행을 잊지 못하고, 그것을 생각할 때마다 두통으로
고생하는 사람이 있다. 이런 것들도 일종의 쓸데없는 고민에서 오는 두통
이라 할만하며 입학시험, 취직, 전근, 정년이 가까워졌을 때 혹은 결혼,
출산 등일 때에도 이 종류의 두통이 나타난다.

④ 알아두어야 할 두통의 기초지식

완고한 사람에게
많은 편두통

발작적으로 격통(激痛)을 느꼈다면 편두통일 염려가 있다

근수축성 두통에 이어서 많은 만성두통의 또 하나의 대표가 소위 편두통, 정식으로는 편두통형 혈관성 두통이다.

이것은 처음에 다소 무거운 느낌이 있다손치더라도 발작적으로 주로 머리의 한쪽이 욱신욱신하고 맥을 치는 듯한 통증이 오는 것이 특징이다. 심해짐에 따라 빠개지는 듯한 심한 통증으로 변하는데, 일정한 시간이 지나면 자연히 가라앉는다. 그러나 재발이 찾아와서는 다시 가라앉고 그것이 몇 번인가 반복된다는 것이 이 두통에서 흔히 볼 수 있는 경향이다.

편두통은 크게 나누면 ① 고전적편두통 ② 보편형 편두통 ③ 군발 두통 ④ 편마비성 및 안근마비성 편두통으로 분류되는데, 여기에서는 각각의 차이를 극히 간단히 설명해 두겠다.

① 고전적 편두통

통증 전에는 분명하고 일정한 전구증상(前驅症狀)이 있는 것이 특징이며 우선 처음엔 눈이 잘 안보이게 된다. 눈이 따끔따끔하거나 별이 반짝반짝하거나, 하얀 빛이 눈 앞에 가득 퍼지거나, 혹은 자가 연속해서 지그잭 모양처럼 되어서 빛나거나 커텐을 반만 닫은 것처럼 바깥쪽의 반이 보이지 않거나 전체가 어두워지거나 한다(그림 참조). 그리고 이러한 눈의 증상이 10~20분 계속된 후, 두통이 시작된다.

두통은 보통 한쪽이 욱신욱신하고 쑤시며 점차 다른 장소로 퍼지는 수도 있다. 그러한 경우, 보통 구역질과 구토를 동반한다. 1~2시간 후에는 통증이 절정에 달하는데, 대부분의 경우 경쾌해져서 4~6시간 후에 자연히 가라앉는 것이 보통이다.

② 보통형 편두통

편두통 중에 가장 많이 볼 수 있는 것으로 80~85%를 차지한다고 일컬어진다. 이것은 고전적 편두통과 같은 분명한 전구증상(前驅症狀)이 없다. 단, 전혀 다른 것은 아니고 두통이 일어나기 수시간 전부터 왠지 기분이 무거운 상태이며 하품이 나오거나 초조하거나 하는 수가 있다.

증상은 역시 한쪽에 오는 수가 많은데 어떤 발작 때는 좌측이 아프고, 또 다른 때는 우측이 아프다는 식으로 아픈 쪽이 일정하지 않은 것이 특징이다.

기간도 고전적 편두통보다 훨씬 길며, 하루에서 심할 때는 이틀 동안 계속되는 일조차 있다.

③ 군발 두통

우선 대단히 심한 통증을 동반하는 것이 특징이다. 그것도 취침하고 나서가 많기 때문에 전구증상(前驅症狀)도 없이 한쪽 눈 속에서부터 관자놀이나 눈 위에 돌연 격통이 나타나 눈물이 나거나 눈이 충혈되거나 한다. 두통은 30분이나 1시간 정도 계속되다가 가라앉는데, 똑같은 격통이 매일 반복되어 나타나므로 그 때문에 자살자가 나올 정도이다. 단, 이 두통은 남성에게 나타나는 수가 많으며 게다가 드물기 때문에 그다지 걱정할 필요는 없다.

④ 편마비성 및 안근마비성 편두통

이것도 극히 드문 두통으로 젊은 사람에게 많은 것이 특징이다. 편마비성은 한쪽이 저린 느낌과 운동마비가 두통에 선행해서 일어나며, 안근마비성은 문자 그대로 안근마비를 동반해서 일어난다. 편마비성은 보통

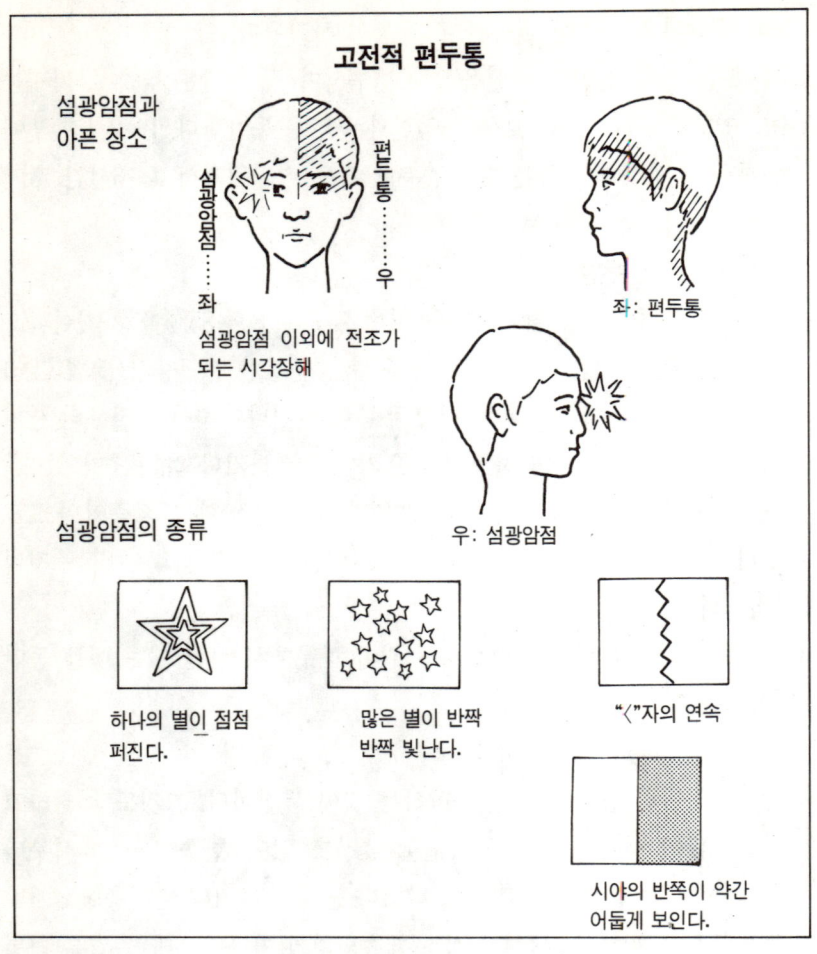

고전적 편두통

섬광암점과
아픈 장소

섬광암점

편두통

좌

우

섬광암점 이외에 전조가
되는 시각장해

좌: 편두통

우: 섬광암점

섬광암점의 종류

하나의 별이 점점
퍼진다.

많은 별이 반짝
반짝 빛난다.

"〈"자의 연속

시야의 반쪽이 약간
어둡게 보인다.

단시간에 회복되는 것으로, 그 중에는 1시간 이내에 회복되는 사람도
있다.

완벽주의인 사람일수록 걸리기 쉽다

편두통은 일반적으로 약간 많으며 그 남녀 비율은 0.7 대 1의 통계가
있다. 발병 연령은 20대의 사람들이 가장 많으며 30대로 이어진다. 40세 이
후에는 비교적 적어진다.

편두통을 호소하는 사람들에게 많이 볼 수 있는 것은 일반적으로 지적

이고 꼼꼼하며, 자존심이 강하고 고집이 세며 무엇을 하더라도 완벽주의를 추구하려는 사람이다. 이러한 사람들은 민감하고 과민하여 분노하기 쉬운 일면을 가지고 있는데, 편두통이 혈관확장에 의해서 일어나는 증상이라는 점을 고려하면 충분히 납득할 수 있다고 생각된다.

흔히 '원기왕성하다'고 말들하는데, 확실히 고집이 센 완고한 사람이나 20대의 젊은이야말로 그러한 사람들이기도 한 셈이다.

또한 편두통에는 생리적 요인도 많이 볼 수 있다. 예를 들면 월경, 목욕, 난방, 과음 등이 두통의 원인으로 판단할 수 있다고 생각하면 편리하다.

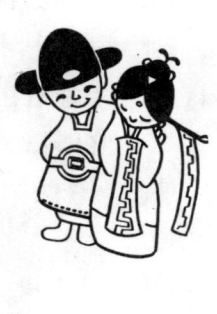

① 바로 검사·치료를 받아야 하는 두통

두개골압항진·
견인성 두통

방치해 두면 확실히 악화된다

전장에서 기술한 만성두통에 관해서는 그대로의 상태에서도 생명에 별다른 지장은 없지만, 이제부터 말하는 위험한 두통은 방치해 두면 생명을 빼앗지 않는다고 할 수 없기 때문에 판단의 재료로 삼으면 좋겠다.

생명에 위험을 끼치는 두통이라는 것은 뇌의 병에 의해서 야기되는 두통을 말한다. 그 하나가 뇌압항진(腦壓亢進)에 의한 견인성 두통이다. 전에도 설명한 대로 두개골에 병(혈종이나 종양)이 있으면 그 때문에 두개골압이 상승해서 두개골 내(內)와 외(外)를 연결하는 혈관이나 신경이 당기고 통증이 야기된다. 이것이 견인성 두통의 정체인데, 무서운 것은 두통 그 자체가 아니라 그 원인이 되고 있는 뇌의 병이다. 구체적으로는 뇌종양, 뇌농양, 경막하혈종, 뇌출혈, 가성뇌종양 등을 들 수 있다.

① 뇌종양

뇌종양은 뇌 안에 소위 종기가 생긴 병으로 처음부터 뇌에 생기는 경우와, 다른 장기(臟器)에서 뇌로 이동하는 경우의 두 종류가 있다. 그 특징은 장기에 걸쳐서 서서히 진행하는 것이다. 악화됨에 따라 구역질이나 구토를 동반하게 되며, 더욱 진행되면 거꾸로 두통이 사라져 버린다. 대신 이번에는 주위에 무관심하게 되거나 경면(傾眠)상태가 된다.

종양이 뇌의 어디에 있는가에 따라서 증상도 변하는데, 증상이 진행되

면 반신불수가 되거나 말을 제대로 할 수 없게 되거나 생각대로 걸을
수 없게 되기도 한다.

② 뇌농양(腦膿瘍)

뇌농양은 뇌에 생기는 화농성(化膿性)의 종기로, 폐농양이나 아급성세
균성심내막염(亞急性細菌性心內漠炎)등 몸의 다른 부위의 화농성병소
(化膿性病巢)에서 혈액순환을 통해서 생기는 경우와 만성중이염, 만성부
비공염(慢性副鼻腔炎), 안와(眼窩)의 화농성질환 등 귀나 코의 병에서
직접 파급되는 경우, 뇌막염의 불완전치료 등 다양한 케이스가 있다.
전자는 두정엽(頭頂葉), 즉 뇌의 윗쪽에 많으며 후자는 전두엽이나 측두
엽의 밑부분에 생기는 일이 많은 것 같다.

이 케이스도 뇌종양과 마찬가지로 구역질, 구토, 발작을 동반하며 때로
경련 발작이나 운동마비, 지각장해 또는 언어장해에까지 발전되는 수가
있다.

③ 경막하혈종(硬膜下血腫)

경막하혈종은 머리를 맞은 뒤, 요컨대 두부외상 후에 일어나는 뇌의
병이다. 외상후 7일 이내에 의식장해가 되는 것을 급성 경막하혈종, 21
일까지의 것을 아급성 경막하혈종, 그 이후 비로소 일반적으로는 의식
장해가 되는 것을 만성경막 하혈종이라고 부르고 있다.

이중에 급성경막 하혈종은 심한 외상에의한 한국성뇌좌상(限局性腦挫
傷)을 동반하는 것으로, 외상 후 바로 증상이 나타나기 때문에 누구에게
나 원인을 알 수 있다. 그것보다도 문제인 것은 오히려 머리를 맞은 것이
원인인데도 불구하고 스스로는 그것을 알아차리지 못하는 케이스가 많이
있는 만성 경막하혈종이다.

머리를 맞더라도 그 직후에는 아무런 의식장해도 없고 통증도 금방
사라져 버리며, 1~2개월, 3~4개월 혹은 그 이상이 지나고 나서 돌연
두통이 나타나는 경우이다. 그동안 뇌에서 자기도 모르는 사이에 확실히
병이 진행되고 있으며 이윽고 구역질이나 구토를 동반하게 된다. 병상이

더욱 진행되면 가벼운 반신불수, 모종의 정신장해나 의식장해가 나타나게 된다.

특히 무서운 것은 만취상태인 때이다. 설령 어딘가에서 머리를 부딪혔더라도 전혀 기억이 없으며 두통의 원인이 짐작이 가지 않는다. 또한 엉덩방아를 찧었을 때도 주의를 요하며, 그때 머리를 맞지 않았더라도 엉덩방아의 충격으로 머리에 영향을 받는 수가 있다.

④ 뇌출혈

지금까지 뇌출혈이라고 하면 일반적으로는 의식이 없어지기 직전에 두통을 호소하는 일이 있는 만큼 두통을 주원인으로 진단을 받는 병이라고는 생각하고 있지 않았다.

어느 의미에서는 현재도 그대로이지만, 최근 CT스캔(컴퓨터에 의한 뢴트겐 단층촬영)의 등장으로 진단법이 획기적으로 진보해서 극히 작은 출혈소(出血巢)도 발견하게 되었다(사진 참조). 그 결과, 개중에는 뇌출혈로도 두통을 주소(主訴)로 진찰을 받는 사람이 있다는 것을 알았을 것이다.

이런 케이스에서는 우선 돌발성 두통을 호소하는데, 작은 출혈이므로 뇌출혈 특유의 의식장해나 반신불수는 일어나지 않는다. 그러나 설령 가볍더라도 뇌출혈임에는 틀림없기 때문에 돌발성의 두통이 일어났을 때에는 주의가 필요하다.

또한 CT스캔에 관해서는 장을 새로이 해서 상세히 설명하기로 하겠다.

뇌출혈의 CT스캔상

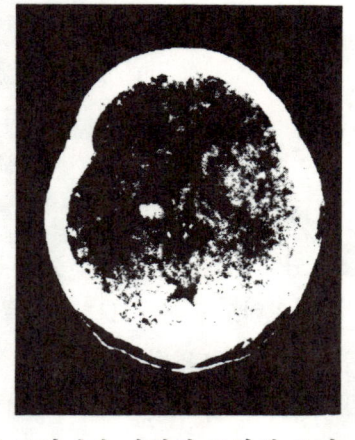

⑤ 가성뇌종양(假性腦腫瘍)

두개내압이 높아져서 언뜻 뇌종양같이 보이지만 자세히 조사해 보면, 어디에도 종양이 존재하지 않는것이 가성뇌종양이라 불리는 병이다.

종양이 아닌데도 불구하고 두개내압만이 높아지는 것은 어째서일까?

 그것은 뇌종양이나 뇌농양이 아니더라도 만성 중이염에 의한 뇌정맥동 혈전증(腦静脈洞血栓症)이나 혈관의 확장, 기관지나 폐포의 병에 의한 탄산가스의 축적 등의 탓으로 혈액량의 증가를 동반해 뇌의 용적이 커지기 때문이다.

 이 경우는 뇌 그 자체보다 다른 조직의 병에 원인이 있으므로 똑같은 두개내압항진이라 하더라도 뇌종양이나 뇌농양과는 약간 뉘앙스가 다르게 된다.

 게다가 다른 병이라 해도 두개내압을 내리기만 하면 생명에 관계되는 일은 비교적 적기 때문에 즉, 가성뇌종양에 관한 한 그다지 크게 걱정할 필요는 없는 것 같다.

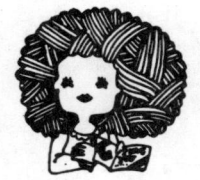

② 바로 검사·치료를 받아야 하는 두통

수막의 자극에
의한 두통

수시간내에 사망하는 수도 있다

두개내항진 증상과 나란히, 때로는 그 이상으로 위험한 것이 수막자극증상이다. 의학상으로 이들 두가지의 증상은 두개내 질환에 의한 두통의 2가지 원인이라고 되어있는데, 후자는 진단이 따르지 못하고 우물쭈물하며 치료가 늦어지면 물론이고, 진단이 따르더라도 치료가 곤란한 일이 있는 무서운 병이다.

그런데 수막이라는 것은 뇌를 덮고 있는 얇은 막형태의 조직을 말한다(그림 참조). 이 막의 지루막하공 부분에 출혈이 일어나거나 지루막 및 유막(柔膜)이 염증을 일으키거나 하면 두통이 되어 나타나는 셈인데, 의학적으로는 전자를 지루막하출혈, 후자를 수막염이라고 부르며 크게 두가지로 나누어 생각하고 있다. 덧붙여 말하면 전항에서 말했던 경막하혈종의 경막은 수막의 외측에 접하는 특수한 구조를 가진 조직이다.

그러면 이들 두 가지 병에 관해서 상세히 설명하기로 하겠다.

● 지루막하출혈

지루막하출혈은 뇌출혈과 아울러 두개내출혈이라고 불리며, 돌연 시작되는 격심한 두통으로 유명한 병이다.

조금 전까지 기운차게 일하고 있던 사람이 갑자기 머리가 아프다고 말하고는 참을 수 없다고 하며 괴로워 몸부림치는 수가 있다. 구역질과

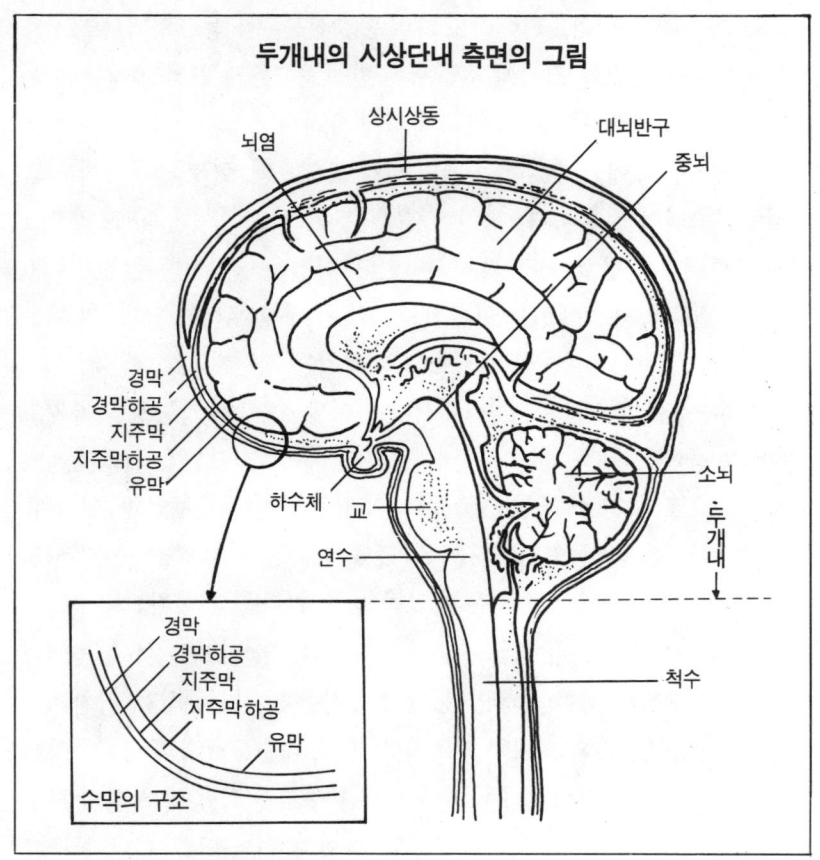

두개내의 시상단내 측면의 그림

뇌염
상시상동
대뇌반구
중뇌
경막
경막하공
지주막
지주막하공
유막
하수체
교
소뇌
두개내
연수
척수

경막
경막하공
지주막
지주막하공
유막
수막의 구조

구토를 동반하며, 때론 정신에 이상을 가져오는 것은 아닌가 하고 생각될 정도로 심한 경우가 있는데, 이러한 증상이 나타났을 때는 우선 지루막하출혈을 의심해 볼 필요가 있다.

가장 심한 케이스가 되면 두통을 호소할 사이도 없이 의식이 없어지며, 급속히 깊은 혼수상태에 빠져서 수시간 내에 사망하는 수가 있다.

여기에서 조금 주의해 주었으면 하는 것은 의식을 잃는다는 점에서는 뇌출혈과 같은 증상을 보인다는 것이다. 양자의 차이는 일반적으로 반신불수가 있는가 없는가로 결정되며, 이것이 있을 경우에는 뇌출혈, 없는 경우에는 지루막하출혈이라고 기억해 주기 바란다. 단, 이것은 어디까지나 기준이며, 지루막하출혈이라도 가벼운 반신불수를 동반하거나 거꾸로 뇌출혈이라도 장소와 크기에 따라서는 반신불수를 동반하지 않는 수가 있으므로 최종적으로는 정밀한 검사가 필요하다.

그런데 두개내에는 수많은 혈관이 달리고 있는데, 이것들이 점점 가늘어져 가는 것이 보통이다. 그런데 그 혈관의 곳곳에 주머니 모양으로 크게 부풀어오른 장소가 생기는 일이 있다. 이것을 낭상동맥류(囊狀動脈瘤)라고 부르며, 여기에서는 혈관벽의 구조가 약간 무너져 있다. 그 때문에 혈압이 급격히 높아지면 파열하기 쉬워지는 것이다.

동맥류는 다양한 동맥의 어디에서나 일어날 수 있는 가능성을 가지고 있다. 그 중에서 특히 많은 부분을 들자면, 우선 전교통동맥(前交通動脈), 다음으로 내경동맥(內經動脈)과 후교통동맥(後交通動脈)의 합류 부근, 이어서 중대뇌동맥의 삼분기부(三分枝部)근변이라는 순서가 되며 추골,뇌저 동맥계에 생기는 일은 비교적 드물다(다음 페이지그림 참조).

또한 이들 부위에 따라 조금씩 증상도 다르다. 가장 많은 전교통동맥의 동맥류파열에서는 심한 두통이 동반해서 불온한 정신증상을 거치거나 무등무언(無動無言)의 상태가 되는 수가 있다. 내경동맥과 후교통동맥의 합류 부근의 동맥류파열에서 나타나는 것은 주로 눈의 증상이다. 눈꺼풀이 아래로 늘어져서 눈을 뜰 수가 없고, 손가락으로 들어올리면 안구가 바깥쪽으로 치우쳐 있으며 더욱 자세히 보면 동공이 커져 있는 것을 알 수 있다. 이런 증상은 상당히 뚜렷하기 때문에 비교적 판단하기 쉬우며 꼭 기억해 두길 바란다.

● 수막염

수막염은 흔히 뇌막염이라고 불리고 있고, 뇌의 표면에 있는 연막(유막, 지루막)이 염증을 일으키는 것에 의해서 발생되는 병이다.

수막염이 되면 두통과 함께 구역질이나 구토, 그리고 열이 난다. 동시에 항부경직 · 케르닛히 징후라는 증상이 나타나는 것이 특징이다. 항부경직(項部硬直)이라는 것은 반듯이 누워 있는 사람의 머리를 들어올렸을

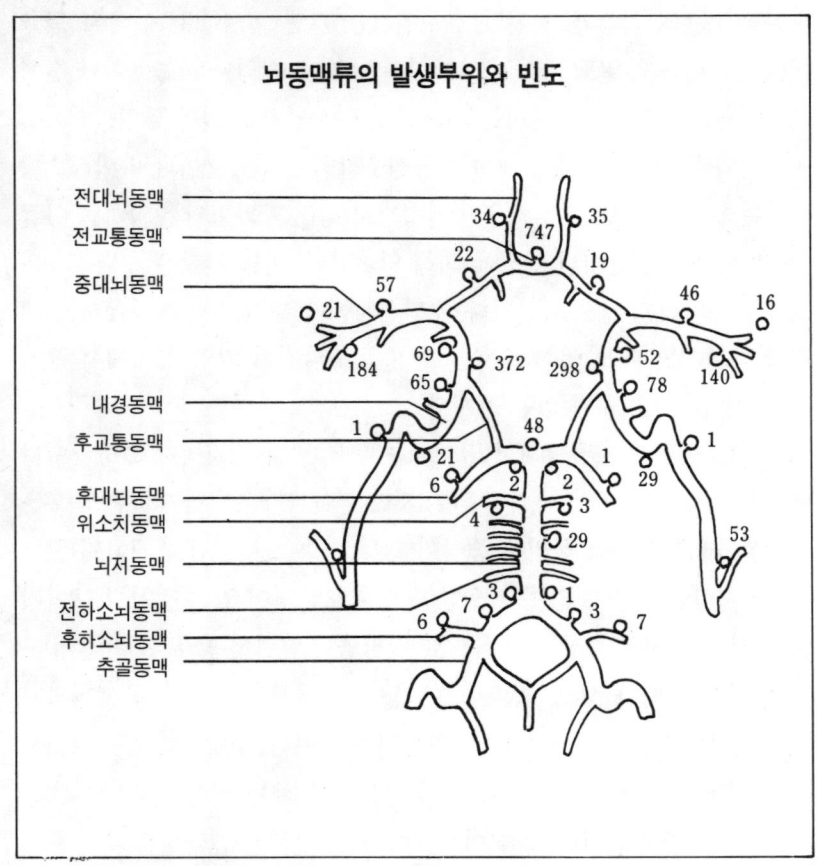

뇌동맥류의 발생부위와 빈도

때, 가볍게 들어 올려지지 않고 딱딱하다고 느끼는 것으며, 한팔의 케르 닛히 징후는 우선 고관절(股關節)을 직각으로 굽히고, 이어서 굽히고 있던 무릎을 폈을 때 본인이 통증을 느끼는 것이다. 이것은 누구라도 할 수 있는 검사이므로 만약 열이나 구토를 동반하는 두통이 일어나면, 꼭 시험해 주기 바란다.

그러면 구체적으로 수막염은 어떠한 원인으로 일어나는 것일까?

첫째로는 화농균이라든가 결핵균, 또는 진균에 의해서 일어나는 경우 이고 둘째는 바이러스가 감염해서 일어나는 경우. 대개 이 두가지가 원인 이 되고 있다. 그리고 각각의 원인의 차이는 동시에 증상의 차이가 되어 나타난다. 바이러스가 원인인 경우엔 급성기엔 설령 39°이상의 열을 내더라도 이윽고 열도 가라앉고 자연히 낫는다. 그러나 화농균이나 결핵균, 진균에 의한 수막염에서는 내버려두면 사망하는 일이 많다.

갑자기 두통·발열을 초래하는 급성수막염은 화농균이나 바이러스에 의하는데, 2~3주일 감기 기운이 계속되며 점점 악화되기 시작하는 아급성수막염은 결핵균이나 진균에 의해 일어난다. 이들 진단은 수막검사의 결과를 기다리지 않으면 안된다. 수막검사에 관해서는 다음 장에서 상세히 말하겠지만, 어느 것이 되었든 똑같은 수막염의 원인에 의해서 생사(生死)를 나누는 수가 있는 셈이다.

그런데 수막이 자극당해서 일어나는 두통은 어느 것이나 화농균이나 바이러스 등 병원체의 감염에 의한 것만은 아니다. 메닝기스무스, 혹은 무균성 수막반응이라 불리는 증상이 있다. 이것은 세균이 존재하지 않는 수막염이라는 의미로 언뜻 전술한 내용과 모순되어 있는 것처럼 보이지만 역시 수막자극 증상을 거치므로 수막염의 범위에 들어 있는 셈이다. 이 증상은 공기나 색소, 약제, 혈액 등 정상에서는 수액중에 포함되지 않는 것이 수액내에 들어갈 때에 일어나는 것이다. 무엇보다도 현재로서는 바이러스 감염인 경우에도 이 명칭을 사용하는 일이 많은 것 같다. 여기에서는 수막염의 각각을 아주 간단히 설명해 두겠다.

① 바이러스성 수막염

바이러스가 수막에 감염했을 때 일어나는 병인데, 보통 바이러스감염이라고 하면 바로 떠오르는 것이 감기이다. 이것은 바이러스에 의한 상기도염(上氣道炎)이라고 생각되고 있으며 그것이 혈액을 통해서 수막에 이르렀을 때, 급성 바이러스성 수막염이 되어 나타나게 된다.

보통 두통이나 구역질에 발열이 동반되고, 가벼운 경우는 감기와 구별이 잘 안되는 수가 있다.

일반적으로 수막염의 경우, 두통이 약간 심하며 지속 기간도 긴 듯하지만, 수일에서 수십일로 회복되는 것이 보통이다.

② 급성 화농성 수막염

폐렴구균, 수막염균, 포도구균, 연쇄구균, 대장균, 인플루엔자균 등 소위 화농균이라 불리는 세균의 감염에 의해서 일어나는 수막염으로, 급성의 대부분은 38°이상의 발열을 동반한다. 이 경우는 바이러스 감염과 달라서 그냥 내버려두면 생명을 앗아갈 수도 있으므로 주의가 필요하다. 그러나 검사만 확실히 받고 유효한 항생물질을 사용하면 대부분의 경우 치료할 수 있다.

③ 아급성 결핵성 수막염

진단이 대단히 곤란한 병의 하나로, 37°대의 미열과 두통이 계속되는 경우도 있는가 하면, 39°전후의 발열을 보이는 경우도 있다. 단지 병이 진행되면 두통 외에 구역질이나 구토를 동반하며, 때로 멍청해지거나 또는 안근 마비나 안면신경 마비가 나타나므로 미열을 동반하는 두통이 너무 오래 계속될 때는 이 점에 주의해 두기 바란다.

④ 아급성 진균성 수막염

증상이 전자와 거의 비슷하며 감별 진단도 곤란하지만, 단지 이 병에 걸린 사람은 비둘기나 그 밖의 새를 기르고 있거나 친하게 하고 있는 케이스가 많은 것 같다. 만약 그러한 사람으로 두통, 발열이 좀처럼 낫지 않으면 한번 쯤 의심해 볼 필요가 있다.

⑤ 그밖의 중요한 수막염

수막염에 관해서는 이상에 기술한 대로인데, 이것들 외에도 스피로헤타에 의한 수막염(증상은 보통 수막염과 같다), 베쳇트병 등이 있으며 수막자극에 의한 두통에는 다양한 종류의 병이 관여하고 있다. 그러나 어느 것이 되었든 생명에 위험을 미치는 게 대부분이므로 이상과 같은 증상이 나타났다면 반드시 의사의 검사·치료를 받도록 한다.

③ 바로 검사·치료를 받아야 하는 두통

다른 병으로 인한 두통

두통의 원인을 파악하기 쉽다

두통은 때때로 눈이나 귀 등에 이상이 생긴 경우에 일어나는 수가 있다. 사실 두통의 검사는 예를 들면 난시는 없는가, 만성 축농증은 없는가라는 식으로 눈, 귀, 이,그밖의 병을 조사하는 일이 자주 있다.

단, 어느 케이스에서도 두통을 동반해서 반드시 병의 부위에 이상(통증이나 불쾌감)을 느끼므로 두통의 원인을 파악하는 것이 비교적 용이하다.

이러한 다른 병이 초래하는 두통의 몇 가지를 다음에 들어 보겠다.

① 눈으로 인한 두통

눈병이 초래하는 두통으로 가장 심한 것은 녹내장의 급성 발작이다. 눈이 희미하다든가 전등의 주위에 녹색의 갓이 보이는 등의 증상을 동반하며 안통, 구토가 심하게 나타난다. 이 급성 발작은 상당히 격심한 두통으로, 심할 때는 계속 구토하는 일도 있다. 똑같은 증상으로는 전항에서 기술한 지루막하출혈과 아주 비슷한데, 양자 모두 조속히 검사·치료를 받는 일이 필요하다.

또한 난시, 근시 등의 굴절이상이 원인으로 두통이 일어나는 수가 있다. 소위 안정피로가 여기에 해당되는데, 보통이면 그다지 피로를 호소하지 않을 정도의 사용으로도 눈이 피로해져 가물가물하거나 중압을 느끼거나 희미하기도 하다. 이것은 난시나 근시인데도 안경을 쓰지 않고 생활하는 것이 첫째의 원인이다.

② 귓병으로 인한 두통

귀의 병으로 가장 무서운 것은 중이염에 의한 두통이다. 중이염이 퍼지면 발열이 동반하게 되며, 더욱 심하면 증상도 점차 복잡해진다. 이렇게 되어서는 치료도 곤란하므로 중이염인 때 만큼은 빨리 완전하게 치료해 두는 일이 중요하다.

③ 콧병으로 인한 두통

코가 나빠서 두통이 난다고 하면 우선 만성 축농을 생각할 수 있다. 만성 축농을 앓으면 전두부에 통증이 나타나며 코에 불쾌감이 끊임없이 동반된다.

그러나 두통을 동반하는 코의 병 중에서 무서운 것은 암을 제외하고는 없다. 상악(上顎)암에서는 코보다도 볼의 통증이나 저림, 불쾌감을 호소하는 수가 있으며, 병상이 진행되면 물건이 이중으로 보이는 일이 있으므로 유의해 두기 바란다.

④ 이의 병이 초래하는 두통

충치, 치수염, 치근막염 등으로 이의 통증이 있을 때, 두통을 호소하는 것은 자주 있는 일이다. 그러나 거꾸로 두통의 탓으로 이가 들뜨거나 쑤시거나 하는 수도 있다. 요컨대 후자는 인과관계가 반대이지만, 전자의 증상은 측두부나 교근(咬筋), 측두근의 통증을 동반하는 일이 흔히 있다. 개중에는 심하게 이를 갈기 때문에 이가 마모되어 신경이 자극당해 이가 아픈 일도 있는 것 같다.

발작적으로 일어나는 신경통에 의한 두통

두통에 관여하는 신경통에는 3차신경통, 설인(舌咽) 신경통, 후두신경통 등을 들 수 있다(그림 참조). 대부분의 경우, 발작적으로 출현하며 짧은 지속기간으로 끝나는 것이 보통이지만, 단 눈이나 코의 병으로 인한 두통과 달라서 발작성의 3차신경통 및 설인신경통의 경우는 그 원인이 되는 병을 알기 어려운 것이 난점이다. 덧붙여 말하면, 특발성 3차신경통이란 원인불명의 신경통이란 뜻인데, 적어도 암이라든가 그밖의 분명한

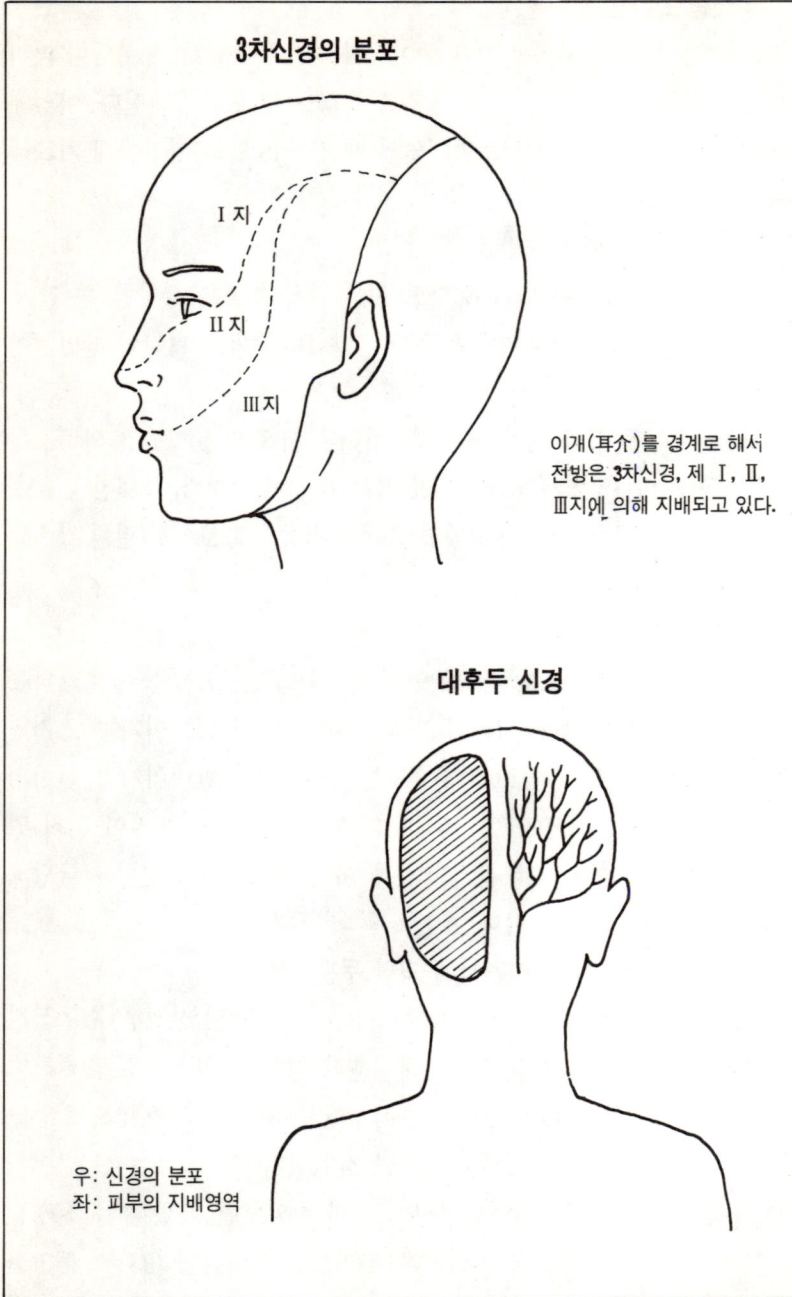

3차신경의 분포

I 지

II 지

III 지

이개(耳介)를 경계로 해서
전방은 3차신경, 제 I, II,
III지에 의해 지배되고 있다.

대후두 신경

우: 신경의 분포
좌: 피부의 지배영역

기초질환은 없을 거라는 경우에 붙여지는 병명이다.

그러나 한편으론 증상은 분명하다. 특발성 3차신경통에서는 세수를 하거나 양치질하거나, 이야기를 하거나, 식사를 하거나 하는 동작이 모두 원인이 되어 통증을 유발한다. 살짝 얼굴을 닦을 뿐인데도 통증이 있을 수가 있다.

또한 설인신경통에서는 식사를 할 때, 목(인후)에 발작성 동통(發作性 疼痛)이 일어난다. 주로 밤에 아픈 일이 많으며, 중년 남자에게서 자주 볼 수 있다.

한편 후두신경통은 후두부의 발작성 두통을 총칭한 것으로, 좁은 의미로는 대후두신경통을 가리킨다. 후두신경통에는 앞의 두가지와 같은 원인불명인 것은 우선 없다고 생각하고 기초질환을 검사하는 것이 보통이다.

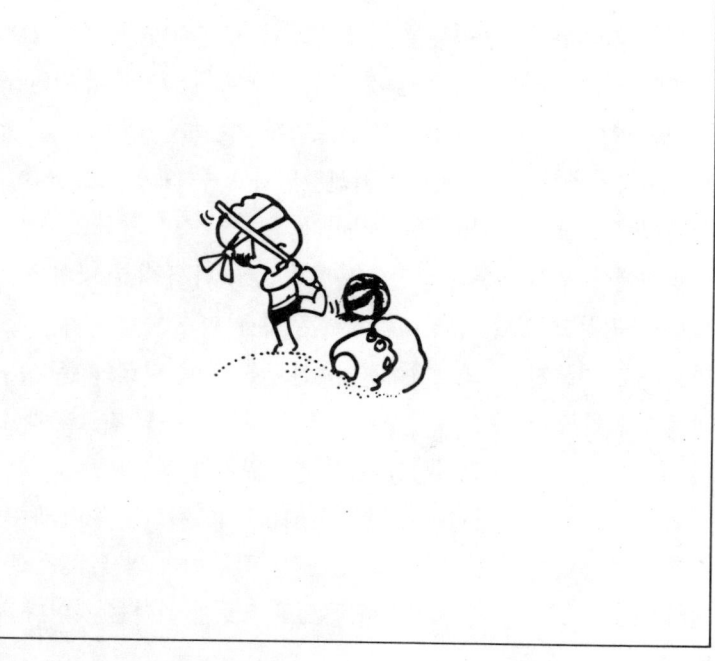

① 병원에서는 이렇게 치료한다

우선 병의 상태를 정확하게 알린다

신경내과 또는 내과를 찾아간다

지금까지 말했듯이, 한마디로 두통이라 해도 그야말로 지루막하출혈에서 눈이나 코의 병에 이르기까지 그 원인은 가지각색인데, 그러면 실제로 두통에 휩싸인 경우, 병원의 어떤 과를 찾아가면 좋은가.

일반적으로는 내과, 신경내과, 뇌신경외과, 정신과, 마취과(페인, 크리닉)의 어느 과에서나 두통을 취급하고 있다. 그러나 우선 신경내과 또는 내과에서 진찰받는 것이 좋을 것이다. 이들 과에서 두통의 원인을 검토하고, 필요에 따라서 각각 전문의 진료과에 의논하는 절차를 밟는 것이다. 신경내과가 없는 병원에서는 뇌신경외과 또는 페인, 크리닉이 있으면 거기에서 진찰받는 것이 좋을 것이다.

병원에선 우선 두통의 원인을 분명히 하고 나서 치료 방침을 세운다는 방법을 취하고 있다. 신경내과에서는 약을 먹으면 좋아지는 두통인지, 약보다도 기분전환, 레크레이션, 유연체조 쪽에 치료의 중점을 두어야 할 두통인지, 혹은 수술이 필요한 병으로 각각 전문의 진료과에 소개해야 할 것인지 어떤지를 구별하도록 진단을 권한다.

그러므로 '우선 신경내과에'라는 셈인데, 여기에서 주의하고 싶은 것은 진단에 즈음해서 본인이 될 수 있는 한 정확하게 병력, 병상을 전하는 것이 올바른 진단을 내리기 위한 중요한 요소가 된다는 것이다. 단, 여기에서 말하는 병력이란 과거에 경험한 병이 아니라 어떠한 성질의 두통이 언제부터 시작되고, 현재까지 어떤 병력을 더듬고 있는가를 분명히 하는 일이다. 이것을 확실히 하면 진단은 80% 된 것이나 다름 없다.

그러면, 여러분이 진찰받을 때의 참고로 구체적인 병력, 병상의 예를 정리해서 이야기하고 아울러 각각의 항목에서 볼 수 있는 병명을 나열해 보겠다.

① **두통은 언제부터 시작되었는가.**

어제부터, 일주일 전부터, 1개월 전부터, 1년 전부터, 혹은 5년 전부터 라는 여러가지 대답이 있을 것이다. 언제부터 코가 맹맹하고 뜨거우며 머리가 아프다 라는 경우는 감기이고, 또는 5년 전부터 두통이 있다고 하면, 소위 만성 두통이 의심된다.

② **통증은 갑자기 시작되는가, 서서히 시작되는가.**

지금까지 아무렇지도 않았는데 갑자기 머리가 아파지거나, 웬지 기분이 좋지 않고 점점 머리가 무거워지거나, 아프기 시작하는 등 두통이 시작되는 상태에도 여러가지가 있다. 전자의 대표는 지루막하출혈이고, 후자의 대표는 근수축성 두통이다. 단, 후자에는 뇌종양, 만성 경막하혈종의 케이스도 있다.

또한 밤에 잠들어 있을 때 심한 두통 때문에 잠을 깨는 것은 편두통이며, 특히 군발 두통일 때 자주 볼 수 있다.

③ **머리의 어디가 아픈가.**

언제나 머리의 오른쪽 부분이 아프다든가, 후두부의 통증으로 양쪽이 아프지만 주로 좌측이 아프다든가, 이마 주위가 아프다든가, 머리 전체가 아프다든지, 부위의 표현도 여러 가지이다.

좌측이나 우측, 머리의 반쪽이 아플 때는 편두통이 많으며, 군발 두통 (群發頭痛)에서는 한쪽이 안통(眼痛)에서 시작되어 그 주위에 두통을 인식한다. 후두부통의 대부분은 양측성일 때는 후두부 신경통인 경우가 있는 것 같다. 전두부통은 만성 축농증이나 눈병을 생각할 수 있는데,

근수축성 두통인 수도 적지 않다.

또한 뇌종양과 같은 병에서는 종양이 대뇌반구에 있으면 머리의 전반부에, 소뇌나 뇌간부(중뇌, 교(橋), 연수)에 종양이 있으면 뒤로 반쪽에 나타나는 일이 많은 것 같다.

④ **어떤 성질의 통증인가.**

• 욱신욱신하고 맥박이 뛰는 듯한 통증은 혈관성 두통, 특히 편두통의 특징이다.

• 목줄기가 땡기고 어깨가 결리며, 후두부가 무거울 때, 머리띠를 매고 있는 듯한 느낌이거나 모자를 쓰고 있는 듯한 느낌일 때는 거의가 근수축성 두통이다.

• 머리가 지끈지끈 아프거나 세게 맞은 것처럼 아픈 것은 지루막하출혈일 때에 자주 볼 수 있다.

• 전기가 통하는 듯한 통증이든가 쿡쿡 쑤시고 아픈 것은 신경통 특유의 증상이다.

⑤ **두통에 동반되는 증상은 무엇인가.**

두통에는 실로 여러가지 증상이 동반되며, 여기서 전부 예를 들 수는 없지만 중요한 것을 들자면,

ⓐ 발열=기관지염이나 폐렴, 또는 수막염 ⓑ 메스꺼움·구토=편두통이나 근수축성 두통, 또는 두개내압항진이나 뇌 및 수막자극에 의한 병 ⓒ 안통(眼痛)=편두통이나 근수축성 두통 ⓓ 현기증=근수축성 두통, 또는 아주 드물게는 뇌종양 ⓔ 시력장해=고전적 편두통 ⓕ 안근(眼筋) 마비나 편마비=지루막하출혈이나 뇌출혈, 뇌종양, 안근마비성 편두통이나 지루막하출혈, 간질, 또는 소아는 수막염 등을 생각할 수 있다.

⑥ **두통은 언제까지 계속되는가.**

편두통으로 가장 짧은 것은 30~60분 정도로, 이것은 군발 두통 특유의 증상이다. 다음에 짧은 것은 4~6시간으로 고전적 편두통이고, 하루 이상 1~2일 계속되는 것은 보통형 편두통이다. 또한 갑자기 시작되는

심한 두통이 하루 이상, 혹은 며칠 이상이나 계속되는 경우는 지루막하출혈이 의심된다. 조금 아팠다가 하룻밤 쉬고 나면 가라앉는 것은 근수축성 두통인 경우에 많은 것 같다.

⑦ 유인(誘因)의 원인이 되는 것은 무엇인가.

편두통이든 근수축성 두통이든 만성 두통인 경우에는 각종 소인(素因)에서 유인을 볼 수 있다. 예를 들면 과로상태에 있다든가, 지기 싫어하는 성격이라든가, 혹은 봄과 가을에 컨디션이 나쁘다는 등등…… 병원에서는 자주 이러한 질문을 한다.

이 밖에도 1~2개월 이내에 머리를 다치지 않았는가, 지금까지 어떤 병에 걸렸는가 등에 관해서 질문을 받는 일이 있으므로 질문당하면 조리 있게 대답할 수 있도록 알고 있는 범위 내에서 준비해 두기 바란다.

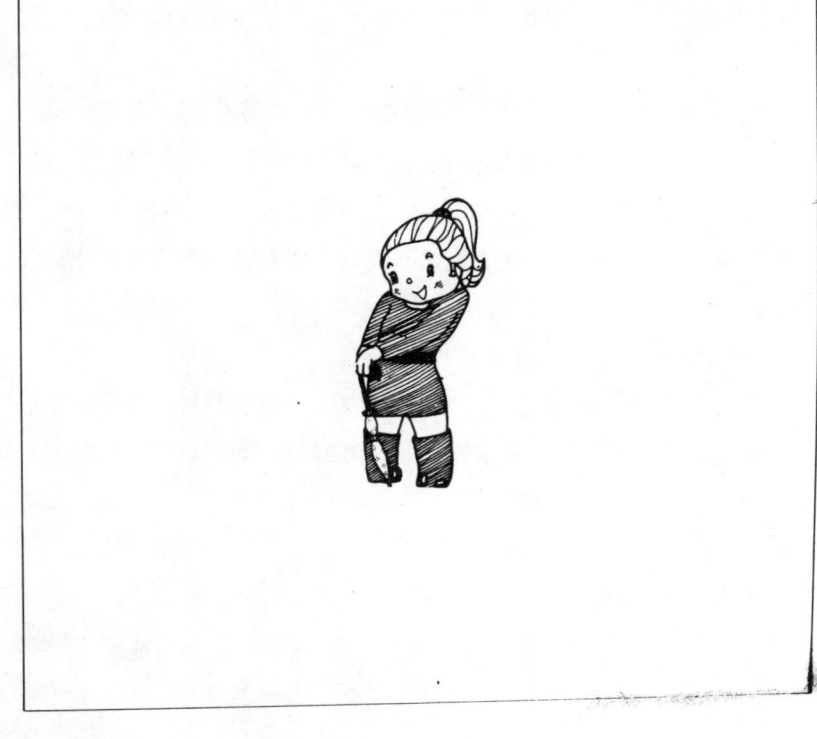

② 병원에서는 이렇게 치료한다

원인을 파악하는 검사와 진단

위험한 두통인지 어떤지를 조사하는 여섯 가지의 간단한 검사

병원에서 검사를 받음에 즈음해서 가장 중요한 것은 두개내에 병이 있는가 없는가를 조사하는 일이다. 만성 두통이라면 생명에 별다른 지장은 없지만 뇌에 병이 있는데 방치해 두면 생명을 빼앗기지 않는다고는 할 수 없다.

여기에서는 그를 위한 검사를 아주 간단히 기술하지만, 개중에는 스스로 시험할 수 있는 것도 있으므로 읽고 참고로 해주기 바란다.

① 안저검사(眼底檢査)

안저검사에서 울혈유두(鬱血乳頭)를 볼 수 있으면 두개내항진이 있다는 표적이 된다.

② 동공 검사

동공검사는 좌우의 눈동자가 같은 크기인가 어떤가를 조사하거나, 동그란가 어떤가를, 그리고 눈에 빛을 쬐어 조사하거나 하는 것이다. 이 검사로는 동안신경 마비, 교감신경 마비, 신경중독 등의 유무를 알 수 있다.

③ 악력(握力) 검사

좌우별로 악력검사를 해서 수족 운동 마비가 있는가 어떤가를 조사한다. 통상 오른손잡이인 사람은 오른손 쪽이 5kg 정도 강한 것이 보통이다.

④ 슬개건 반사

망치로 무릎의 아래를 때리면 다리가 톡하고 튀어오른다. 소위 각기의 진단시에 자주 사용되는 검사이다. 두개내의 병에서는 예를 들면, 뇌출혈로 반신불수가 되어 있는 경우, 마비되어 있는 쪽 슬래건 반사는 오히려 정상보다도 강하게 반응하고 신속한 동시에 크게 튀어오르는 것이 보통이다.

⑤ 감각 검사

감각에는 뜨겁다, 차갑다, 아프다, 닿았다고 하는 표재감각(表在感覺)과, 관절의 위치감각이나 진동을 느끼는 심부감각(深部感覺)이 있다. 반신불수와 같은 쪽의 반신에 감각장해가 있으면 뇌의 병에 의한 변화가 있음을 알 수 있다.

⑥ 항부경직(項部硬直)

항부경직 검사

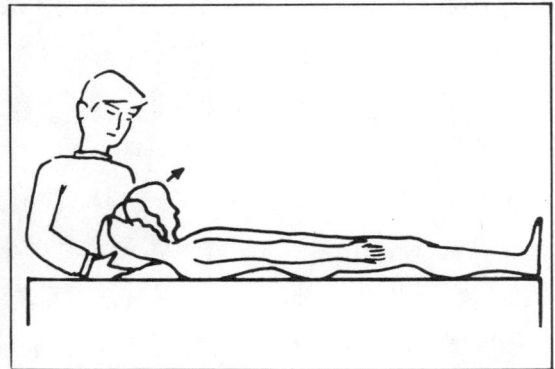

문자 그대로 항부가 딱딱해지는 것으로, 수막자극 증상이 있을 때에 볼 수 있다.

베개를 빼고 똑바로 누운 위치를 기준으로 하고, 검사하는 사람의 손을 머리 아래에 넣어서 조용히 머리를 들어 올린다(그림). 턱이 가슴에 붙을 정도의 부분까지 아무런 저항도 없이 움직이면 정상이라고 판단할 수 있다.

위험한 병을 조사하려면 적극적인 협력이 필요

그런데 이상에 기술한 검사로 이상이 인정되면, 드디어 정밀검사로 옮기게 된다.

정밀검사에서는 뇨, 혈액 등의 일반검사, 수액검사, 뇌파, 뢴트겐검사

등이 행해진다. 현재로서는 CT스캔(콤퓨터에 의한 뢴트겐 단층촬영) 의 발달로 대부분의 두개내질환을 하루에 알 수 있게 되었으며, 많은 검사를 하지 않아도 되게 되었다. 이 검사를 행하면 뇌종양과 뇌출혈도 두개내의 병에 의한 변화이면 거의 모두 어디에 어느 정도의 크기의 것이 있는지 진단할 수 있게 된다. 게다가 이 검사는 부작용의 염려가 전혀 없다는 것도 커다란 장점이다.

이처럼 두통에서는 일종의 슈퍼맨적인 역활을 하고 있는 CT스캔이지 만, 그렇다고 해서 그것만으로 되는가 하면 그렇지도 않다.

그중에서도 수막염의 진단에서는 수액검사가 빼놓을 수 없는 존재로서 매우 중요한 역할을 다한다.

수액검사는 수막염을 비롯해 지루막하출혈, 뇌출혈, 뇌종양, 뇌농양등 의 유무를 조사하기 위해 중요한 검사이며, 특히 수막염이 의심되는 경우 는 이 검사 없이는 전혀 진단을 할 수 없다고 해도 과언은 아니다.

그런데 수액검사는 요추천자(腰椎穿刺;룬바르)라고도 불리우며, 그 이름대로 '등에서 물을 취한다'라는 식으로 말하고 있다. 결국은 등에서 물을 취하는 것으로, 싫어하는 사람도 있겠지만 생사를 나누는 중대한 검사이므로 적극적인 협력이 필요하다.

실제로 수액을 취하는 경우, 우선 침대의 끝에 측와위(側臥位)를 취하 도록 명을 받는다. 그리고 새우처럼 둥글게 하라든가 양손으로 다리를 껴안도록 하라든가, 자신의 배를 본다는 생각으로 둥글게 하라는 말을 듣는다. 몸이 딱딱한 사람, 특히 중년 남성에게는 괴로운 주문인지도 모르겠으나 이것은 등골 사이에서 척수공에 침을 넣기 쉽게 하기 위한 자세로,이 자세가 나쁘면 침이 제대로 들어가지 않는다.

이렇게 해서 제대로 수액을 취했으면 드디어 그것을 철저하게 조사하 게 된다. 구체적으로는,
① 수액압이 높아져 있는가 어떤가
② 수액이 어떤 색을 띠고 있는가. 또 탁한가 어떤가

③ 세포가 증가되어 있는가 어떤가

등을 조사하는 셈인데, 검사 항목이많으면 많을 수록 수액의 양도 그만큼 많이 필요하게 된다.

예를 들면 병원체 검사를 한다 하더라도 화농균, 결핵균, 진균의 배양을 하려고 하면 서로 다르게 행하지 않으면 안되며, 매독 반응, 바이러스,때로는 단백분화의 검사도 중요하다.

그렇지만 어느 것이 되었든 이 검사에서는 분명한 진단이 나오는 것이므로 검사에 대해 적극적으로 대응하는 일이 중요하다.

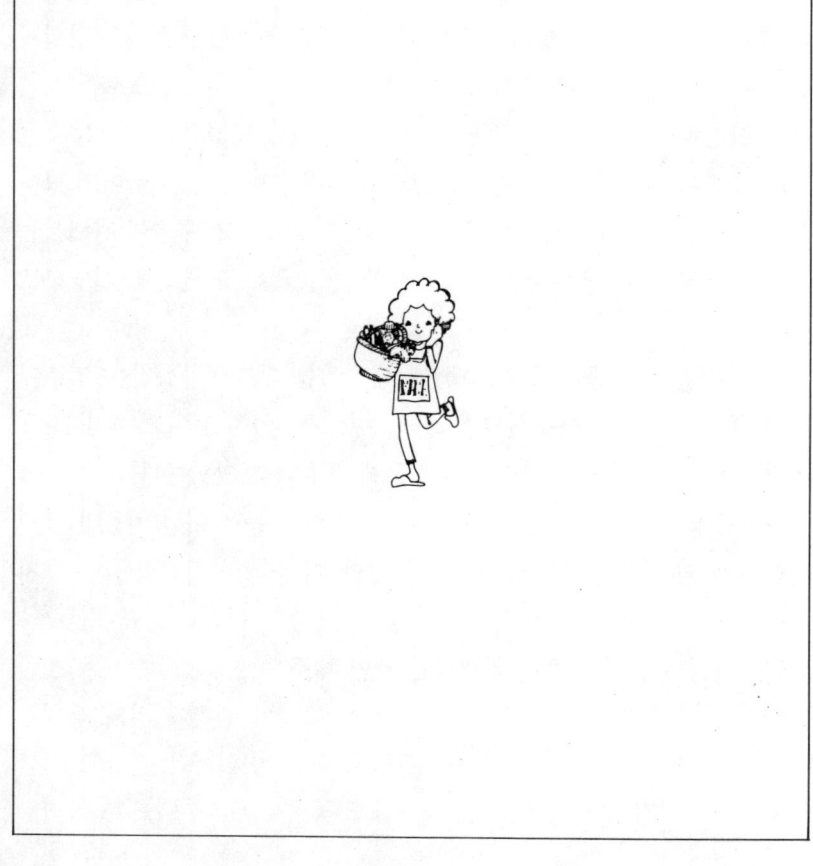

③ 병원에서는 이렇게 치료한다

두통의 최신 치료법

조기 발견으로 적절한 치료가 가능하게 되었다

두통 치료에서 중요한 것은 당연하게 원인을 정확하게 파악하는 것이다. 특히 두개내의 병인 경우에는 보다 빨리 확실하게 병의 종류를 진단해야 한다. 종래에는 이렇게 진단이 어려운 병의 경우에는 의사의 경험과 감으로 판단했으나 전항에서도 서술했듯이 CT스캔의 등장으로 확실한 조기 발견이 가능해지고 적절한 치료가 행해지게 되었다.

CT스캔이나 수액 검사(髓液檢査)로 두개내의 어느 부분에 어떤 병이 있는지 알았으면 다음엔 수술이나 약에 의한 치료이다. 수술에 관해서는 전문의에 맡기고, 여기에서는 약물 요법만을 극히 간단하게 설명하겠다.

우선 견인성 두통(牽引性頭痛)에 대해서는 두개내압항진을 멈추기 위해 두개내압 강하제(부신피질 스테로이드제 등)이 쓰이고, 수막 자극 증상에 관해서는 항염증(抗炎症) 진통제가 효과를 발휘한다.

근수축성 두통이나 편두통과 같은 일반적인 두통은 이런 치료가 행해진다. 두통의 대부분은 만성 두통인 것같다. 이에 대한 치료법을 두 가지 서술하도록 하겠다.

근수축성 두통의 치료는 약보다는 유연 체조

만성 두통의 대표적인 근수축성 두통은 매일의 생활에 의해 생기는 것이다. 체질과 성격이 그 기준이 된다고 하는데, 이것은 자극에 대한 반응성 즉, 민감도(敏感度)라고 생각해도 좋을 것이다. 작은 자극에도 반응하면 그만큼 피로해지기 쉬운 것이다.

이런 피로는 근육의 이상(異常) 긴장으로 나타난다. 그러므로 근수축성 두통의 치료에는 근육의 이상 긴장을 가능한 푸는 방법이 사용된다.

구체적으로는,

1. 자세를 바르게 할 것
2. 유연 체조를 실행할 것
3. 수면을 충분히 취할 것
4. 지나친 과로를 삼가할 것 등을 명심하도록 지시하고 있다.

이것 중에는 얼핏 보아 두통과는 아무런 관계도 없는 것처럼 여겨지는 사항이 있을 것이다. '두통에 체조를?' 이라고 하는 것이다. 일반적으로 병이라고 하면 안정이 제일이라고 생각하는 것이 보통이므로 체조를 하면 두통에 좋지 않을 것이다 라고 생각하는 것이다.

그러나 앞장에서도 말했듯이 근수축성 두통의 치료에는 유연체조를 빼놓을 수 없다.

체조에는,

① 근육을 일정한 지속성 긴장 상태에서 해방하고, 이완과 긴장의 리듬을 준다.

② 근육의 혈액순환을 좋게 한다.

③ 심장, 폐에 적당한 부담을 주어 예비력(予備力)을 기른다.

등의 효과를 기대할 수 있고, 이것이 근육의 피로를 푸는 것으로 연관되는 것이다.

발작 예방약도 등장한 편두통의 치료법

편두통은 혈관이 수축되거나 확장되는 것에 의해 일어나는 두통으로 근육 긴장과 마찬가지로 각종 스트레스를 받기 쉬운 성질을 갖고 있다. 그런 만큼 여기에서도 그 치료법으로는 유연 체조가 중요한 역할을 하는데, 동시에 편두통에서는 약물요법도 중요한 역할을 담당하고 있다.

종래는 발작때 치료약 밖에 없었으나 발작 예방약이 사용되게 되었기

병원에서 주는 약은 시판의 약과 어디가 다른가

숙취나 생리통에 휩싸였을 때, 만약 병원에 갈 시간이 없다고 한다면…·대개의 사람은 약국에 달려가게 될 것이다. 약국에 가면 여러 종류의 진통제가 마련되어 있으므로 대부분의 경우, 응급처치로서 이것을 복용하게 된다.

그러나 이것은 어디까지나 일시모면의 처치이어서 약이 끊어지면 다시 아프기 시작하는 것이 보통이다.

의학적으로는 이러한 처치를 '대증요법(對症療法)'이라고 부르고 있다. 이 대증요법에 대해서 또 하나 '원인요법' 또는 '병태료법(病態療法)'이라고 불리는 치료법이 있다.

이것은 두통 그 자체를 억누르는 것이 아니라 두통의 원인을 조사해서 그것을 치료하고, 나아가서는 두통을 제거하려는 치료법이다.

그러므로 후자인 경우는 그저 진통제를 줄 뿐만 아니라 예를 들면, 혈관확장이 원인이라고 하면 혈관 수축제가, 근수축이 원인인 두통이라면 근이완제가 주어지게 된다.

즉, 약국에서 주는 시판약은 주로 두통을 일시적으로 가라앉히기 위한 진통제이며, 병원에서 주는 약은 두통의 원인이 되고 있는 각각의 병태(病態)를 고치기 위한 약인 셈이다. 이 점이 병원에서 주는 약과 시판약과의 커다란 차이이다.

때문이다. 편두통은 발작성의 격렬한 통증을 동반하는 것이므로 가능하면 미리 재발을 막으면 좋다.

현재는 항세로트닌 작용이 있는 것이 좋다고 일컬어지고 있다. 이것은 평소에 매일 먹어 발작을 일으키지 않도록 하는 약으로 앞으로 점점 새로운 약이 개발되고 등장하게 될 것이다.

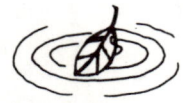

✱ 두통의 치료방법

진통제에 의지하지 않고
지내는 방법

지금 바로 할 수 있는 일이 많이 있다

옛날부터 자주 하는 말에 '병은 마음에서'라는 것이 있다. 물론 모든 병에 이 말이 들어맞는 것은 아니지만, 그 중에는 마음가짐이 크게 관련되어 있는 케이스가 많은 것이 사실이다.

특히 정신적인 요인이 중요한 위치를 차지하고 있는 만성 두통에서는 위의 속담이 꼭 들어맞는다.

그러나 그렇다고 해서 지금 당장 자신의 성격이나 체질을 바꿀 수 있는가 하면, 그럴 수는 없다. 단, 매일의 마음가짐으로 자신의 성격이나 체질을 좋게 이해하고, 대수롭지 않은 일에 신경쓰거나 쓸데없는 고민을 하지 않는다면 조금의 노력으로도 가능할 것이다. 또한 일단 시작한 일은 끝날 때까지 단숨에 끝내버리지 않으면 개운치 않다는 것은 도중에 적당히 휴양을 취하도록 하는 일, 자신의 일이나 아이들의 일에 이러쿵 저러쿵 말을 들으면 금방 불끈해버리는 경향이 있다면 심호흡을 하고 몸에 힘을 빼도록 명심하는 등 지금부터라도 실행에 옮길 수 있는 일이 많이 있다.

어쨌든 만성두통에 관해서는 다양한 스트레스가 관여하고 있다고 생각할 수 있으므로 어떤 문제가 두통의 원인이 되고 있는가를 분명히 하여 스트레스 그 자체를 가볍게 하든가 받지 않는 법, 반응 방법을 바꾸든가

두통을 조장하는 음식물, 완화시키는 음식물

　두통을 호소하여 병원에서 진찰을 받으면, 초콜렛이나 치즈를 먹지 않았는가라는 질문을 받는 경우가 있다.

　확실히 초콜렛이나 치즈에는 편두통 즉, 혈관확장을 야기시키는 성분이 포함되어 있다. 그 때문에 한번에 많이 먹으면 두통을 호소하는 일이 있는데, 이것은 어디까지나 일반론이고, 누구나가 그렇다고는 할 수 없다.

　한편, 두통이 일어났을 때는 커피가 효과가 있다는 이야기를 들은 일이 있을지 모른다. 커피 중에는 카페인이 포함되어 있고, 그것이 혈관수축제의 역할을 다하는 일이 있는 것이다. 그러나 이것도 마찬가지로 일반론이다. 그 증거로 홍차에는 커피보다 많은 양의 카페인이 포함되어 있는데, 홍차가 두통에 효과가 있다는 이야기는 듣지 못했다.

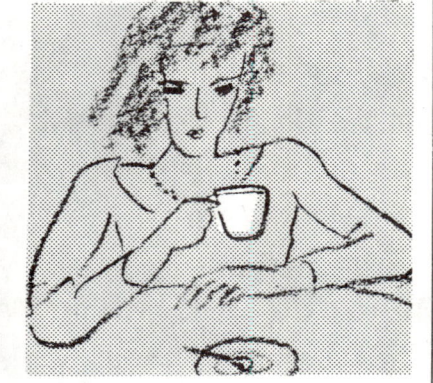

　알콜류는 편안한 상태에서 적량을 마시면, '백약의 으뜸'이 되지만, 긴장한 상태 예를 들면, 회사의 접대 등으로 마시면 거꾸로 두통을 유발할 수 있다.

　그것보다도 식생활에서 중요한 것은, 규칙적이며, 종류가 풍부하게, 또한 양의 8할을 지키는 것이다. 이것은 모든 병에도 말할 수 있는 것이다.

해서 스트레스의 처리를 생각할 필요가 있다.

두통과 잘 사귀는 것도 하나의 방법

　저 유명한 소설 「이상한 나라의 엘리스」를 쓴 루이스 캐롤은 일생 편두통으로 고생한 사람이기도 하다.

　편두통은 아시는 바와 같이 때로 환각상태가 나타나는 수가 있으며 그녀도 그 환각에 종종 빠졌다고 한다. 그 때문에 일설에서는 그 작품은 편두통이 가져다 준 하사품이라고 하는 학자도 있을 정도이다.

　만약 그렇다고 한다면, 그녀는 일생 두통으로 고생했다기 보다 두통과 잘 사귀고 있었다고 할 수 없을까?

그것에 관해서 여기에 재미있는 문장이 있다.

'…두통으로 고생하고 계신 분들에게 자랑스러운 얼굴로 말씀드리는 것 같아서 죄송하지만, 두통과 적대하는 일은 그만 두고 두통과 서로 장난치면서 지낼 것을 권합니다. 애완동물을 기르는 것과 마찬가지로 두통을 키우는 것도 또한 한없는 흥미가 있는 것입니다 …'.

스트레스를 경감하는 일이 가능하면 문제는 없지만, 다양한 외적 이유로 결코 그렇게 되지 않는 것이 현실이다.

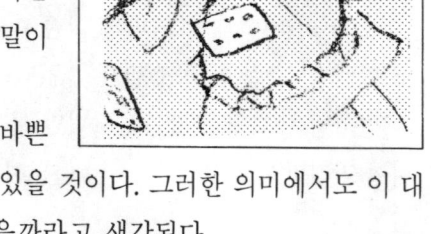

그렇다고 하면 스트레스를 버드나무의 바람으로 흘려 버리는 방법도 하나의 대처법이라고 할 수 있지 않을까?

또한, 여러 스트레스에 대해서 일일이 저항하고 있으면 지치고, 상처받고, 결국은 지고 마는 것이 뻔한 종말이다.

매일 유연체조를 한다고 해도 바쁜 비지니스맨에게는 어려울 수도 있을 것이다. 그러한 의미에서도 이 대처법은 하나의 지침이 되지 않을까라고 생각된다.

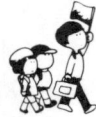

✱ 두통의 치료방법

이런 사람일수록
두통이 되기 쉽다

쓸데 없는 걱정을 하는 사람은 두통을 달고 다니는 사람의 제1의 후보자

어떤 의사가 두통을 호소하는 환자에게 이렇게 말했다.

"대단한 일은 없습니다. 잊어버리십시오"

이 한 마디에 대해 되받는 말은 다음과 같이 생각할 수 있다.

'그런가, 그럼 걱정할 필요는 없겠구나' 하고 안심하는 사람과,

'선생님은 그렇게 말씀하시지만 사실은 뇌종양인데 이미 도울 수 없으니까 거짓말을 하고 있는 것이 아닐까?…' 하고 점점 걱정이 커지는 사람도 있다.

어느쪽의 생각을 하는가에 따라서 소위 '두통을 달고 다니는 사람'이 되는가, 되지 않는가가 결정되는데 오랫동안 만성두통으로 고생하고 있는 사람은 게는 쓸데 없는 고민을 많이 하기 때문이다.

쓸데없는 고민을 하는 사람 중에서는 만약 암이면 어쩌지, 뇌졸중이 되면 어떻게 하나, 하는 걱정만이 앞서서 그 일이 두통을 점점 악화시키고 있는 것을 알지 못하는 사람이 많이 있다.

무슨 일이 있어도 우선 자신이 진찰을 받고 있는 의사를 신뢰하는 일이다. 이런, 이런 병이 있으니 이러한 치료를 합시다, 라는 말을 들었으면 그 방침을 잘 이해한 후, 들은 대로 실행하는 일이 중요하다. 이렇게

하는 것이 좋다고 들은 것을 실행하고, 쓸데없는 걱정을 하지 않는 일, 이것이 두통의 가장 좋은 해소법인 것이다.

두통을 호소하는 사람 중에는 성실한 사람이 많다

'저 사람은 일벌레다. 언제나 가장 늦게까지 회사에 남아서 일을 하고 있다' 비지니스 회사에선 자주 이러한 사람을 발견한다. 특히 중간관리직에 있어서 성실하기만 한 사람에게 이런 타입이 많은 것 같은데, 이런 사람도 두통의 후보자라고 할 수 있다.

이러한 사람은 부하에게 일을 맡길 수 없어서 전부 자신이 떠맡아 하기 쉽기 때문이다. 또한 맡기더라도 상대를 신뢰하지 않고 이것저것 애를 태우거나 안절부절 못하는 수가 있다. 그렇게 되면 필연적으로 회사에 있는 시간이 길어지며, 그것이 또 초조를 격화시키는 원인이 되기도 하는 것이다.

이러한 상태일 때에 두통이 일어나는 수가 간혹 있다. 얄밉게도 그 사람이 성실한 사람일수록 두통의 표적이 되기 쉬운 것이다.

그러나 그렇다고 해서 되는 대로 하라는 것은 아니다. 단, 어느 정도는 숨을 돌려서 태평한 자세를 취하는 것도 중요하다.

부하를 신뢰하고, 상사와의 교제도 너무 형식만 차리지 말고, 대인관계도 될수록 너무 머리를 쓰지 않는 게 좋다. 자신이 신경 쓰는 만큼 타인은 신경을 쓰지 않는 수가 많기 마련이다. 그것을 명심하고,

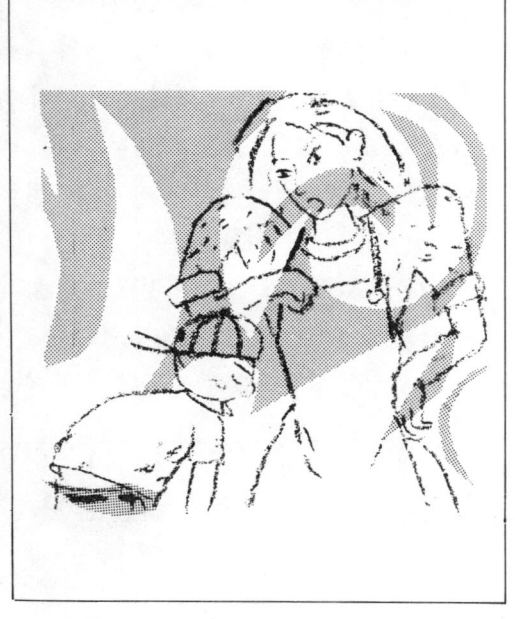

다망한 하루하루를 보내주길 바란다.

금방 흥분하는 사람도 요주의

'저 사람의 고집도 곤란하다. 뭔가 말하면 금방 흥분한다'

이런 사람이 당신의 주위에도 한두 사람은 반드시 있을 것이다. 이 타입에도 두통을 달고 다니는 사람이 많은 것 같다.

대개 흥분하기 쉽다는 것은 문자 그대로 '머리에 피가 오르기 쉽다'는 것이기도 하다. 머리에 많은 피가 모이면 그 부분의 혈관은 확장하게 된다. 편두통은 혈관이 확장하는 것에 의해서 일어나는 두통이므로 고집이 센 사람중에 두통을 달고 다니는 사람이 많다는 것도 충분한 논리적인 뒷바침이 있는 셈이다.

이러한 사람에게 있어서 중요한 일은 우선 자신이 고집장이라는 것을 확실히 자각하는 일이다. 그것을 자각하면 두통의 원인도 분명하고, 해결의 길로 일보 접근하게 된다. 그리고 자각했으면 화내기 전에 반드시 심호흡을 할 것. 심호흡은 '사이'를 갖게 한다는 점에서 상당히 유효하며 분노를 완화시키는 작용을 가져온다.

이상으로 두통이 되기 쉬운 사람들의 대표 예를 몇 개 들어보았는데, 그밖에도 연령대에 따라서 걸리기 쉬운 시기라는 것이 있다.

대학생, 젊은 성인, 젊은 어머니, 혹은 막 비지니스맨이 된 사람 등, 특히 많은 것이 청년기이다. 이것은 변화라든가, 성장이라든가 새로운 책임의 출현에 의한 스트레스나 정신적 압박에 의한 것이라고 생각할 수 있다. 그러므로 이것도 그렇게 걱정할 필요는 없을 것이다.

두통은 본인만이 아는 참기 어려운 고통의 하나이다. 본서를 참고로 해서 당신이 하루라도 빨리 두통에서 해방될 것을 바라마지 않는다.

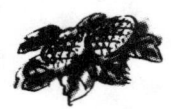

```
┌ ─ ─ ─ ─ ─ ┐
  판   권
  본   사
  소   유
└ ─ ─ ─ ─ ─ ┘
```

명쾌한
두통 치료법

2003년 6월 25일 재판
2003년 6월 30일 발행

지은이 / 현대건강연구회
펴낸이 / 최　　상　　일

펴낸곳 / 太 乙 出 版 社
서울특별시 강남구 도곡동 959-19
등록 / 1973년 1월 10일 (제4-10호)

■ **주문 및 연락처**

우편번호 ①⓪⓪ - ④⑤⑥
서울특별시 중구 신당6동 52-107 (동아빌딩 내)
전화 / 2237-5577 팩스 / 2233-6166

ISBN 89-493-0180-6 13510

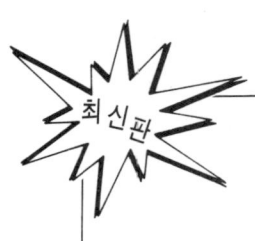

최신판